中华医学会精神医学分会组织编著

中国进食障碍防治指南

主　编　王向群　王高华
主　审　张大荣
编　者（按姓氏笔画排序）
　　　　马　方　王向群　王高华　孔庆梅
　　　　卢建平　乔慧芬　刘　漪　许　毅
　　　　许委娟　苏林雁　杨红娜　李雪霓
　　　　张大荣　陈　珏　陈巧灵　耿淑霞
　　　　栗克清　钱　英　郭俊慧　席巧真
学术秘书　孔庆梅

图书在版编目（CIP）数据

中国进食障碍防治指南／王向群，王高华主编．—北京：中华医学电子音像出版社，2015.11
ISBN 978-7-83005-055-9

Ⅰ．①中⋯ Ⅱ．①王⋯ ②王⋯ Ⅲ．①厌食-精神障碍-防治-指南 Ⅳ．①R442.1-62

中国版本图书馆 CIP 数据核字（2015）第 236425 号

网址：www.cma-cmc.com.cn（出版物查询、网上书店）

中国进食障碍防治指南

主　　编：	王向群　王高华
策划编辑：	冯晓冬　史仲静
责任编辑：	史仲静　裴　燕
文字编辑：	王素霞
校　　对：	刘　丹
责任印刷：	李振坤
出 版 人：	史　红
出版发行：	中华医学电子音像出版社
通信地址：	北京市东城区东四西大街 42 号中华医学会 121 室
邮　　编：	100710
E - mail：	cma-cmc@cma.org.cn
购书热线：	010-85158550
经　　销：	新华书店
印　　刷：	北京虎彩文化传播有限公司
开　　本：	850mm×1168mm　1/32
印　　张：	6.375
字　　数：	143 千字
版　　次：	2015 年 12 月第 2 版　2022 年 11 月第 3 次印刷
定　　价：	50.00 元

版权所有　　　侵权必究

购买本社图书，凡有缺、倒、脱页者，本社负责调换

编者（按姓氏笔画排序）

马　方　北京协和医院
王向群　北京大学第六医院
王高华　武汉大学人民医院
孔庆梅　北京大学第六医院
卢建平　深圳市康宁医院
乔慧芬　南京脑科医院
刘　漪　上海精神卫生中心
许　毅　浙江大学附属第一医院
许委娟　浙江大学附属第一医院
苏林雁　中南大学湘雅二医院
杨红娜　大连第七人民医院
李雪霓　北京大学第六医院
张大荣　北京大学第六医院
陈　珏　上海精神卫生中心
陈巧灵　大连第七人民医院
耿淑霞　北京大学第六医院
栗克清　河北省第六人民医院
钱　英　北京大学第六医院
郭俊慧　武汉大学人民医院
席巧真　青岛精神卫生中心

内容提要

我国进食障碍患者获得的医疗和服务与欧美国家有很大差距。国内具有进食障碍专业知识和治疗经验的医生严重不足,临床工作者尚缺乏科学指导诊断和治疗的防治指南。

中华医学会精神医学分会常委会经讨论达成共识,组织撰写适合中国国情的《进食障碍防治指南》尤为重要和紧迫。

本书旨在为广大临床工作者提供全面、专业、有效的治疗策略,使进食障碍的治疗有据可依、有证可循,以指导临床工作者科学、规范、系统地开展进食障碍的诊疗和预防工作。

前　言

进食障碍曾被认为是西方文化的产物，在中世纪就有关于自我绝食的记载。自20世纪50年代，西方文化以瘦为美之风愈演愈烈，进食障碍的发病率也逐年上升。改革开放前我国还没有完全解决温饱问题，加上中国传统文化中孩子以胖为美的观念，进食障碍在中国并不是一个突出的问题。然而近30年来，随着经济的持续发展以及西方文化的影响，我国进食障碍的患病率亦呈增高趋势，进食障碍已经成为青少年身心健康发展所面临的一个严峻挑战。

进食障碍是一类具有慢性化倾向的精神障碍性疾病。该病不仅严重影响患者本人的身体与心理健康，还影响其家人的正常生活，造成严重的家庭负担。进食障碍患者经过规范、系统的治疗是完全可以康复的。

我国进食障碍患者得到的医疗和服务与欧美国家有很大差距。我国具有进食障碍专业知识和治疗经验的医生严重不足，开设进食障碍专病门诊的医院也为数不多，开设进食障碍病房的医院更是寥寥无几，专科医院中配备有进食障碍专业知识的营养学家罕见，临床工作者尚缺乏科学指导诊断和治疗的防治指南。

中华医学会精神医学分会常委会经过讨论达成共识，认为撰写适合中国国情的《中国进食障碍防治指南》尤为重要。此指南将指导临床工作者科学、规范、系统地开展进食障碍的诊疗和预防工作。

  本书旨在为广大临床工作者提供系统、全面、专业、规范、有效的治疗策略，使进食障碍的治疗有据可依、有证可循。本书主审张大荣主任医师在沈渔邨教授指导下，从事进食障碍临床治疗和研究工作 20 余年，创建国内首个进食障碍病房，为我国进食障碍的预防与临床规范治疗做出积极贡献。《中国进食障碍防治指南》的编者均是国内从事进食障碍临床和研究工作的骨干人员，他们为本书编撰付出了辛勤的劳动与智慧，特别是学术秘书孔庆梅主任医师协助主编做了大量联系、编辑与校对等事务性工作，在此一并表示衷心感谢！

王向群 王高华
2015 年 7 月

出版说明

医疗卫生事业发展是提高人民健康水平的必然要求，医药卫生人才建设是推进医疗卫生事业改革发展、维护人民健康的重要保障。国家卫生和计划生育委员会《医药卫生中长期人才发展规划（2011—2020年）》要求全国卫生技术人员继续医学教育覆盖率达到80%，因此，继续医学教育作为全国医药卫生人员毕业后业务再提高的重要方式任重道远。

《国家级继续医学教育项目教材》（以下简称《教材》）在2005年经国家卫生和计划生育委员会科教司、全国继续医学教育委员会批准，由全国继续医学教育委员会和中华医学会共同组织编写。该《教材》具有以下特点：一是权威性，由全国众多在本学科领域内知名的院士和专家撰写；二是具有很强的时效性，反映了经过实践验证的最新研究成果；三是强调实用性、指导性和可操作性，能够直接应用于临床；四是全面、系统，以综述为主，能代表相关学科的学术共识，而非某些专家的个人观点；五是运用现代传媒出版技术，图文声像并茂。

"十一五"期间，《教材》在最短的时间内启动了策划、编辑制作、学术推广等工作，自2006年以来已出版60余分册，涉及近40个学科，总发行量80余万册。综观《教材》，每一册都是众多知名专家智慧的结晶，其科学、实用的内容得到了广大医务工作者的欢迎和肯定，被全国继续医学教育委员会和中华医学会共同列为国家继续医学教育唯一推荐教材，同时被国家新闻出版广电总局列为"十一五""十二五"国家重点出版物。本套教材的编辑出版得到了国家卫生和计划生育委员会科教司、全国继续医学教育委员会和中华医学会各级领导以及众多专家的支持和关爱，在此一并表示感谢！

限于编写时间紧迫、经验不足，本套系列教材会有很多不足之处，真诚希望广大读者谅解并提出宝贵意见，我们将在再版时加以改正。

《国家级继续医学教育项目教材》编委会

目　录

第1章　进食障碍的概念 …………………………… （1）

第2章　进食障碍的流行病学和防治现状 ………… （4）

第3章　进食障碍的发病相关因素和危害 ………… （9）

第4章　进食障碍的临床评估和诊断分类 ………… （19）

第5章　进食障碍的治疗 …………………………… （59）

第6章　进食障碍的精神疾病共病 ………………… （124）

第7章　特殊人群进食障碍 ………………………… （130）

第8章　进食障碍的人群防治 ……………………… （138）

附录一　CCMD-3 进食障碍诊断标准 ……………… （159）

附录二　DSM-5 喂食及进食障碍 …………………… （161）

附录三　进食障碍调查量表（EDI-1） ……………… （165）

附录四　进食态度自评问卷（EAT-26） …………… （168）

附录五　进食障碍检查量表6.0版（EDE-Q 6.0） …… （170）

附录六　Morgan-Russell 临床结局量表 …………… （173）

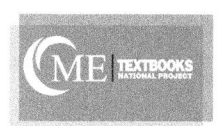

进食障碍的概念

第 1 章

　　进食障碍（eating disorders，ED）指以进食行为异常，对食物和体重、体型的过度关注为主要临床特征的一组综合征。在精神障碍分类中归类于"与心理因素相关的生理障碍"，也是心身医学中常见的一类心身疾病，主要包括神经性厌食和神经性贪食。

　　神经性厌食（anorexia nervosa，AN），即厌食症，是以患者有意严格限制进食、使体重明显下降并低于正常水平所导致身体功能受损为主要特征的一类进食障碍。最常见于青少年女性和年轻女性，男性患者相对少见。神经性厌食的主要表现是患者强烈地害怕体重增加，恐惧发胖，对体重和体型极度关注，有意造成体重明显减轻，从而导致机体营养不良。患者常出现全身代谢紊乱和内分泌紊乱，如女性出现闭经、男性出现性功能障碍，严重患者可因极度营养不良而出现恶病质状态、机体衰竭甚至危及生命。该病死亡率高达5%~15%，在所有心理障碍中死亡率最高。在美国《精神障碍诊断与统计手册第Ⅳ版》（DSM-Ⅳ，1994）诊断标准中，根据有无暴食-清除行为分为限制型神经性厌食和暴食清除型神经性厌食。

　　神经性贪食（bulimia nervosa，BN），即贪食症，是以反复发作性暴食及强烈控制体重的先占观念为主要特征的一类进食障碍。患者常采取极端的措施以削弱所吃食物的"发胖"效应。

此类患者以年轻女性（<30岁）为多见，患者发病多在青春期和成年初期，发病年龄常常较神经性厌食的发病年龄晚。神经性贪食的主要表现是反复发作、不可控制地暴食，继而采取防止增重的不适当的抵消行为，如禁食、过度运动、诱导呕吐、滥用泻药、滥用利尿剂、滥用食欲抑制剂、滥用代谢加速药物等，这些行为与患者对自身体重和体型的过度关注和不客观的评价有关。与神经性厌食患者不同的是，神经性贪食患者体重正常或轻微超重，30%~80%的神经性贪食患者有神经性厌食史。在DSM-Ⅳ中，根据暴食后有无清除行为分为清除型神经性贪食和非清除型神经性贪食。2013年DSM-5取消了DSM-Ⅳ对神经性贪食症"非清除型"和"清除型"两种亚型的划分，主要是因为临床上很难清楚界定非清除行为，分型意义不大。

除以上两组主要综合征之外，在精神障碍的各分类系统中，还可见其他类型的进食障碍。其他类型的进食障碍符合进食障碍的诊断标准和临床特点，但不完全符合上述两类分型的诊断标准，较为多见的是"非典型进食障碍"（atypical eating disorders, AED）和"暴食障碍"（binge-eating disorder, BED）。

非典型进食障碍，是一类缺乏神经性厌食或神经性贪食的一个或多个关键特征的进食障碍，如神经性厌食的关键特征是害怕发胖、闭经或显著的体重下降，反复出现暴食发作但没有规律地采用贪食症特征性的不恰当的抵消行为，或暴食及不恰当的抵消行为发生频度少于神经性贪食，或反复咀嚼大量食物而不咽下并吐出等，但却表现出相当典型的神经性厌食或神经性贪食的临床表现。

暴食障碍，是非典型进食障碍中的一个特殊类型，是以反复发作性暴食为主要特征的一类进食障碍。暴食障碍主要表现为反复发作、不可控制、冲动性暴食、无规律地采取神经性贪食特征的不恰当的补偿行为。该类患者易出现肥胖。

在近30多年来在各诊断系统的精神障碍分类和诊断标准的

历次修订中，进食障碍的分类是修改较多的一组障碍，这是因为医学界认识进食障碍较晚。神经性厌食作为疾病诊断始于19世纪末；而神经性贪食是在1979年才正式被列为临床诊断；暴食障碍在DSM-Ⅳ-TR中被作为未加标明的进食障碍（eating disorder not otherwise specified，EDNOS）的一个暂时分类项目，在2013年出版的《美国精神障碍诊断与统计手册第5版》（DSM-5）中，暴食障碍成为一个独立的疾病，和神经性厌食、神经性贪食并列作为进食障碍的主要疾病分类。由此可见这类疾病正处于各国医学专家关注之下，各国医学专家对此类疾病本质的认知深度正在逐渐加深，从而也可预见各国医学专家在未来出现学术分歧在所难免。

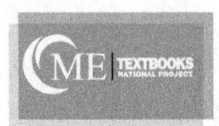 进食障碍的流行病学和防治现状

第2章

一、国际进食障碍流行病学

进食障碍的发病率和患病率等流行病学数据依据样本和统计方法的不同而不同。DSM-5中进食障碍的分类较前更广，估计将影响总体患病率。

Treasure报道目前所有进食障碍的终生患病率约为5%。

1. **神经性厌食** Treasure报道成人神经性厌食的终生患病率为0.6%，其中女性的终生患病率为0.9%，而男性仅为0.3%。有报道显示神经性厌食的发病率为4.2/10万。

神经性厌食多见于女性。女性与男性患者的比例为11:1。神经性厌食发病的两个高峰年龄是13~14岁和17~18岁。

2. **神经性贪食** 美国精神病学会（2000年）资料显示神经性贪食的终生患病率为1.0%~4.2%，在某些亚群体中，例如大学女生群体，终生患病率可能更高。神经性贪食的发病率随年龄阶段的不同而存在差异。神经性贪食在20~24岁女性中的发病率高于82/10万。Hoek及其同事发现神经性贪食在35~64岁女性的发病率为8.3/10万。Turnbull等报道神经性贪食在40岁及以上人群（包括男性和女性）的年发病率仅为1.7/10万。神经性贪食的性别比例和神经性厌食相似，90%~95%的神经性

贪食患者是女性。

神经性贪食患者的发病年龄往往较神经性厌食晚,神经性贪食多发生在青少年晚期和成年早期。

3. **暴食障碍** 研究发现暴食障碍的患病率明显高于神经性厌食和神经性贪食。Hudson等的调查结果显示女性暴食障碍的终生患病率为3.5%,男性为2.0%。在特殊人群中,尤其是寻求减重治疗的患者中,暴食障碍患病率高达20%~30%。

患暴食障碍的女性和男性的比例估计为3:2。不同年龄暴食障碍的患病率不一致,有些研究提示年轻成人和较大年龄的成人患病率相当,另一些研究提示25岁以上人群患病率会降低。

二、我国(包括台湾和香港)进食障碍的流行病学

迄今为止,我国尚缺乏有关进食障碍的全国范围的流行病学调查研究,地区性流行病学调查数据亦罕见。很多调查采用自评问卷对进食障碍的患病率进行估算,数据存在偏倚。

在上海成人(≥18岁)中开展的流行病学调查(2008年12月—2009年5月)显示,进食障碍的时点患病率为0.049%,其中神经性厌食和神经性贪食的时点患病率分别为0.032%和0.017%,所有患者均为女性,年龄18~48岁,平均年龄28.9±10.0岁。在上海儿童和青少年(4~18岁)中开展的流行病学研究(2011—2012年)显示,进食障碍的患病率为1.4%,其中小学生、初中生和高中生的患病率分别为1.3%、1.1%和2.3%。

2003—2013年,北京、上海、湖南、浙江、江西、山东、安徽等地区的卫生部门对女学生(11~25岁之间的不同阶段)采用进食障碍问卷(EDI)进行调查,进食障碍患病率为

1.47%~4.62%。一般认为，我国进食障碍的患病率无论是成人还是儿童都明显低于欧美国家。

来自精神卫生机构的数据显示，进食障碍的患病率在我国存在逐年上升的趋势。北京大学第六医院1988年12月—2000年12月共收治进食障碍患者51例，平均收治进食障碍患者3.9例/年；2001年后进食障碍住院患者数迅速攀升，由每年几十例增加到百例左右，到2014年住院患者达150例以上。上海市精神卫生中心门诊和住院患者的人数也均有明显增加。

台湾、香港迄今尚无有关普通人群的流行病学研究。台湾学者采用问卷调查台湾女大学生患进食障碍的风险，结果显示336名女大学生中43.2%有发展为进食障碍的危险，67.6%的女大学生有过减肥行为。香港李诚等在1996年对796名香港、深圳和湖南的10~12年级（17~19岁）的女学生进行问卷调查，发现女学生进食障碍的比率由高到低分别为香港（10.8%）、深圳（5.2%）和湖南（2.5%），香港地区的进食障碍患病率明显高于内地。

三、我国进食障碍防治现状和任务

1. 我国进食障碍防治现状　自20世纪中叶以来，无论在美国还是西欧，进食障碍的发病率都有增加。虽然我国进食障碍的患病率低于欧美国家，但数据显示，近30年来我国进食障碍患病率亦呈增高趋势。

进食障碍是一类具有慢性化倾向的难治性精神障碍，该病不仅严重影响患者本人的身体与心理健康，还严重影响和患者生活在一起的家人的身心健康，造成严重的家庭负担。但进食障碍若获得有效治疗，完全康复是有可能的。因此，进食障碍对当今我国的精神卫生工作者而言，既是一个巨大挑战，也是一个重大机遇。

第2章 进食障碍的流行病学和防治现状

然而，我国进食障碍患者获得的医疗和服务与欧美国家还有很大差距。在全国各精神专科医院，具有进食障碍专业知识和治疗经验的专家严重不足，开设进食障碍专病门诊的医院也为数不多，开设进食障碍病房的医院更是寥寥无几，配备有进食障碍专业知识的营养学家的专科医院也罕见，临床工作者尚缺乏科学的指导及诊断治疗的防治指南。此外，该疾病的治疗需要大量的心理治疗师参与，包括个别心理治疗师、家庭治疗师、团体心理治疗师等，而国内有进食障碍治疗经验的临床心理治疗师更是严重缺乏。因此，在我国对进食障碍患者的临床诊治，即三级预防工作十分落后，影响了各种治疗措施的制定和实施，影响患者的疗效、预后、功能恢复及生存质量。

进食障碍患者在出现躯体问题后，主要就医于综合医院。进食障碍患者倾向于隐藏自己的进食问题，就医时容易误导医生仅考虑躯体问题，并对患者进行大量的躯体检查，给予甚至包括手术在内的对症治疗，而延误治疗进食障碍的时机。国内最新一项对不同地区临床医生的调查提示，我国综合性医院的消化科、心内科、内分泌科、营养科、妇科、医学心理科等科室医务人员对进食障碍的相关知识和治疗经验掌握得十分有限。这影响疾病初期因躯体症状而到各科就诊的进食障碍患者的早期识别率。所以，进食障碍的二级预防——早期发现、识别和恰当干预的重担就落在综合医院的医生肩上。

我国对进食障碍的一级预防，即病因预防尚在起步阶段。虽然我国精神卫生工作者在专业或科普书籍、杂志、报刊、网络、电台、电视台有一些相关的宣传，内容涉及针对青少年的个体心理、家庭环境和社会文化等致病因素的预防措施，但群众普及面远远不够。

综上，与西方国家相比，我国对进食障碍的认识时间尚短，对进食障碍的防治尚处于早期阶段。因此，撰写适合中国国情的《进食障碍防治指南》显得尤为重要和迫在眉睫，它将指导临床工作者们更科学有效、更系统地开展治疗和预防工作。

2. 我国进食障碍防治任务　未来，我国对进食障碍的防治可根据疾病的不同阶段，采取不同的应对措施，来阻止疾病的发生、发展或恶化，即疾病的三级预防措施。任务涉及以下几方面：①开展全国或地区的普通人群及高危人群进食障碍的流行病学调查，以数据为依据，力求获得国家和地方政府及相关部门对防治工作的支持，并为未来的防治效果判断提供参考。②一级预防：在全社会对一般人群进行进食障碍的科普宣传、健康教育、健康促进，设计人群防治计划并进行评估。加强对高风险人群（女中学生、女大学生、女性运动员和演艺界人士等）的筛查与评估。③二级预防：加强对综合医院医生进食障碍相关知识的培训，提高综合医院医生对该疾病的早期识别和处理能力，鼓励综合医院和专科医院的联合，建立联络会诊和转诊制度。④三级预防：加大对进食障碍专业诊治机构的人力、财力投入，培养针对进食障碍的诊治专家和营养学家，在条件成熟的医疗机构开设进食障碍专病门诊及进食障碍病房；培训临床心理治疗师、心理咨询师、社工等专业人员；建立进食障碍的全国防治网络；加强进食障碍的心理社会干预，包括对进食障碍照料者的心理社会干预。通过一系列措施，起到改善症状、减少并发症、防止复发、防止伤残、提高康复率、恢复劳动力、提高生存质量、延长寿命、降低死亡率等效果。

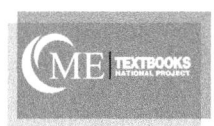

进食障碍的发病相关因素和危害

第3章

一、进食障碍的发病相关因素

进食障碍发病通常包括遗传素质基础及一系列环境因素，目前已有一些相关的研究结果。然而就个体来说，这两者如何相互影响，在疾病的起病及进展中的作用并不明确，因此没有一个统一的发病模型。

（一）生物因素

1. 遗传因素　进食障碍存在家族聚集现象，神经性厌食、神经性贪食及不典型进食障碍之间存在交叉遗传现象。

通过对双生子及其家系的研究发现神经性厌食、神经性贪食及暴食症是复杂的遗传性疾病，每种障碍估计其遗传度为50%~83%。临床样本的研究发现，神经性厌食的同卵双生子同病率约55%，异卵双生子同病率约5%，而神经性贪食的同卵双生子和异卵双生子的同病率分别为35%及30%。这些研究表明，神经性厌食的遗传性更高。然而，基因对神经性厌食及神经性贪食的影响程度尚未明确。

在首个全基因组关联研究中，仅4号染色体发现与神经性厌食存在弱相关。在同胞配对研究中，发现神经性厌食与1、2、

13染色体有关。连锁研究发现,神经性厌食、神经性贪食及相关行为特征如强迫症状存在共同的基因位点。

有初步证据表明,去甲肾上腺素转运（norepinephrine transporter,NET）基因及单胺氧化酶A（monoamine oxidase A,MAOA）基因与神经性厌食限制型的发病率增加有关。5-羟色胺转运体（serotonin transporter,SERT）基因被认为是与焦虑有关的基因,有研究发现,该基因与儿童神经性厌食有关。当然,这些研究需进一步验证。其他一些研究发现5-羟色胺1D受体（5-hydroxytryptamine 1D receptor,HTR1D）基因及阿片受体（opioid receptordelta 1,OPRD1）与神经性厌食症有关。

分子基因研究正进行基因位点的研究,主要集中于5-羟色胺（5-HT,5-hydroxytryptamine）相关基因多态性,对特定基因多态性与进食障碍特定行为之间的关联研究结果尚不一致。

表观遗传机制是指环境通过DNA甲基化改变基因表达,但并不改变DNA基因序列。表观遗传机制具有遗传性,也可以是后天发生的,具有潜在可逆性。在进食障碍中发现多巴胺能神经递质调节异常与表观遗传改变有关。

2. 神经生物因素

（1）神经肽及单胺类因素：进食障碍的神经生物研究方面的结果主要集中于单胺递质（尤其5-HT系统）和神经肽。

5-HT可以使人产生饱腹感。有学者认为神经性厌食患者体内的5-HT基础水平升高,使得患者摄食减少,而由此导致的急性色氨酸（5-HT的前体）耗竭,这是进食障碍患者伴发焦虑和强迫症状的重要原因。研究发现神经性厌食患者在急性期脑脊液5-HT代谢产物5-羟吲哚乙酸（5-hydroxyindoleacetic acid,5-HIAA）浓度显著降低,康复后5-HIAA浓度升高,尤其是暴食清除型的厌食症患者。正电子发射断层成像术（PET）研究发现,在神经性厌食急性发病期,中颞叶、眶额叶、前额叶、外颞叶等脑区$5-HT_{1A}$受体结合增多,左额叶、左右顶叶、枕叶5-

HT_{2A} 受体结合下降，而痊愈的神经性厌食患者表现出脑脊液 5-HIAA 浓度增高和 $5-HT_{1A}$ 受体结合率增高。$5-HT_{1A}$ 及 $5-HT_{2A}$ 受体与焦虑及摄食行为相关。这些结果表明神经性厌食患者的 5-HT 功能是增高的，这种增高的状态随后被营养不良导致的 5-HT 活性降低所掩盖，也就是说，疾病状态中的结果掩盖了神经性厌食病理生理学中潜在的高 5-HT 能特征；病情恢复后 $5-HT_{2A}$ 受体结合减弱，而 $5-HT_{1A}$ 受体结合增强，这种 5-HT 功能改变，可能与神经性厌食缓解后焦虑症状仍持续存在有关。

研究发现神经性贪食也存在 5-HT 活性增高现象。早在 1998 年就有研究发现，与饮食习惯正常的女性相比，痊愈后的神经性贪食患者脑脊液中 5-HIAA 的含量异常增高。之后又有 PET 研究显示，神经性贪食患者痊愈后突触后 $5-HT_{2A}$ 受体活性持续降低，这些结果支持神经性贪食患者也存在 5-HT 活性增高的观点。

有关多巴胺（dopamine，DA）神经递质系统，有研究发现神经性厌食发病期脑脊液中 DA 代谢产物高香草酸（homovanillic acid，HVA）降低。另有两项相关研究发现，神经性厌食患者在体重恢复后 HVA 也恢复正常。此后一项研究发现，限制型神经性厌食患者组脑脊液 HVA 浓度显著低于暴食清除型神经性厌食患者组、神经性贪食患者组及正常对照组的脑脊液 HVA 浓度。PET 研究发现，神经性厌食患者突触间隙 DA 下降，D_2/D_3 受体密度增高，可能与神经性厌食患者奖励机制紊乱有关。另一研究发现，神经性厌食患者背侧尾状核区域内源性 DA 释放与焦虑呈正相关，这可以解释 DA 释放在正常人产生愉悦效应而在神经性厌食患者却产生焦虑。有学者将神经性贪食与药物成瘾比较，发现神经性贪食与药物成瘾都存在 D_2 受体相关的缺陷。

去甲肾上腺素（norepinephrine，NE）的功能异常也可影响进食障碍。NE 的代谢产物为 3-甲基-4-羟基苯乙二醇（3-methoxy-4-hydroxyphenylglycol，MHPG）。自 1978 年 Halmi 等首

次对神经性厌食进行尿 MHPG 测定后，陆续的报道已证实患者脑脊液中和尿中此物质含量减少，提示去甲肾上腺素转化和活动障碍。但目前的研究结果不支持这是原发性改变，而认为是继发于体重过低。研究发现神经性厌食急性发病期及体重恢复几周内或神经性贪食治疗前，NE 含量与对照组相似，而在体重恢复 20±7 个月或停止暴食 36 天后，NE 的含量增加。因此认为 NE 含量减少与进食障碍的特征性病态心理的症状有关。与神经性厌食相比，神经性贪食患者血和脑脊液中 NE 异常变化更明显，家族中抑郁症患病率较高。

神经肽 Y（neuropeptide Y，NPY）与进食行为有关，可促进饮食并降低代谢率。研究发现神经性厌食患者血 NPY 浓度上升。动物研究发现，给小鼠大脑注射 NPY 并限制饮食可增加小鼠滚轮时间。正常情况下，NPY 可刺激饮食；在饥饿状态下，可增加活动率，或可能增加寻找食物的机会。进食障碍患者血 NPY 升高然而并未刺激进食，但在一定程度上可解释大多神经性厌食患者采取极端过度运动方式。

瘦素及胃饥饿素与进食障碍相关。瘦素主要由体内脂肪细胞产生，可产生饱足感，对食欲有抑制效应，而且瘦素可调节生殖功能并向下丘脑传递信号，当身体脂肪减少时，瘦素能够通过调节食欲和（或）能量消耗而控制体重。瘦素还可通过中枢神经系统调控骨形成，且对外周骨骼代谢起保护作用。有研究表明，神经性厌食患者瘦素水平显著下降。至于瘦素治疗能否作为一种全新的治疗方案，治疗女性神经性厌食导致的患者因体脂下降和雌激素缺失从而引发的骨丢失，有待进一步研究。胃饥饿素是食欲诱导激素，由胃及小肠上段分泌，对控制体重有重要作用，可能参与神经性厌食及贪食的发病过程。

食欲素可调节胃口及对食物的渴求，可能与神经性厌食相关。其他神经肽包括阿片肽、缩宫素等，研究发现上述神经肽在体重恢复后恢复正常。

脑源性神经营养因子（brain-derived neurotrophic factor，BDNF）可调节神经发育及可塑性，在与学习、记忆及控制进食行为及能量平衡有关的下丘脑通路中起重要作用。BDNF可增强神经递质效应并促进肠神经系统的突触联系。神经性厌食患者及共病抑郁患者BDNF水平下降，运动锻炼可增加BDNF。BDNF作为神经性贪食的一个可能致病因素正处于研究中。

（2）神经内分泌因素：进食障碍的神经内分泌研究主要关注下丘脑功能的异常，其中下丘脑-垂体-肾上腺（HPA）轴功能异常与进食障碍明显有关。研究发现，神经性厌食和神经性贪食以及抑郁症患者HPA轴功能亢进，与特定神经递质、激素或神经肽及氨基酸（如同型半胱氨酸）的产生、数量及转移有关。性激素与女性食欲及进食有关，可能与神经性贪食起病有关。研究证据表明，雄激素过多症及多囊卵巢综合征女性存在食欲、糖类及脂肪调节障碍。这种食欲调节障碍也见于女性神经性贪食患者。有研究发现雌激素受体β多态性与神经性贪食有关，说明性激素与神经性贪食存在相关性。

3. 脑影像学方面的变化 通过颅脑CT或MRI，人们发现部分神经性厌食患者的脑沟、脑回增宽，脑室增大，大脑灰质、白质总量减少。但由于大多数患者在体重恢复后可以复原，学者们一直认为这种病理改变是由体重丢失所引起的。相关特定脑区的变化也有相应报道，包括脑垂体、海马杏仁核、前扣带回，且前扣带回体积改变与预后相关。还有一些研究发现额叶、顶叶、尾状核体积下降。

单光子发射计算机断层成像术（SPECT）研究发现，神经性厌食患者在发病期多个脑区静息态灌注不足或灌注过度。PET研究显示全脑代谢减退尤其额叶及顶叶皮质的糖代谢相对减退，在体重恢复后糖代谢可恢复正常。也有一些研究报道下额叶皮质及基底核、尾状核代谢增强，而体重恢复后，糖代谢恢复正常。

4. 产科并发症　母亲吸烟、孕期及围生期并发症如母亲贫血、早产儿（<32周）、小于胎龄儿、新生儿心脏病、胎盘梗死、婴儿出生时头颅血肿等可增加进食障碍的患病概率。与发育有关的高危因素，如胎盘梗死、母亲贫血及心脏病可导致胎儿宫内缺氧，脐带梗阻或脱垂可导致胎儿脑缺血、脑损伤。缺血缺氧容易导致胎儿或新生儿前额叶皮质受损，可能导致与进食障碍相关的冲动、强迫等人格特征。

5. 其他　研究发现进食障碍与感染、自身免疫、脑器质性病变及营养缺乏等多种因素有关。如研究发现，神经性厌食及神经性贪食患者自身抗体上升，进而影响调节食欲控制及压力应对的相关激素及神经肽，且自身抗体浓度水平与心理特征相关；小儿自身免疫性神经精神障碍（pediatric autoimmune neuropsychiatric disorders，PANDAS）与链球菌感染有关可能是部分神经性厌食的促发因素；右前额叶或颞叶部位的病灶、肿瘤、钙化等可出现进食障碍相关病理性症状；锌缺乏为神经性厌食症的加剧因素，可使病情加重。

（二）个性特征

性格特征是进食障碍的高危因素之一，其中两个最重要的特征是低自尊及完美主义。Kreipe总结了可导致进食障碍患病危险性增加的人格特征包括：自我评价低，难以表达负性情绪如愤怒、悲哀或恐惧，难以处理矛盾，取悦别人，追求完美，依赖性强，有被注意的需求，难以处理与父母的关系，独立生活困难，成熟恐惧等。进食障碍患者多表现为不成熟、自我控制差、融入社会程度差。

进食障碍患者常伴随人格障碍，有报道显示神经性贪食与B及C组人格（尤其是边缘型人格障碍及回避型人格障碍）有关，神经性厌食与C组人格（尤其是回避型人格及强迫型人格障碍）有关。与限制型厌食患者及正常体重贪食患者相比，暴食清除型厌食患者更常伴随人格障碍。

(三) 社会因素

1. 地域和性别差异 流行病学调查表明,神经性厌食的患病率有明显的地域性及性别差异,如发达国家患病率高,城市患病率高于农村,女性患者为主,多发生于青少年期。

2. 社会等级 据 Ogden 等研究显示,社会阶层与形体关注有显著的相关性,外貌尤其是纤瘦的体型对于中上流社会的女性非常重要,这些阶层的女性较阶层较低的女性更易对自己的体型不满,容易出现进食障碍。

3. "瘦"文化的压力 现代社会文化观念中,人们把女性的身材苗条作为自信、自我约束、成功的代表,大量的媒体宣传也把减肥、追求苗条作为社会时尚,"瘦"受到公众的推崇。这无疑给予女性极大的压力,尤其是脆弱的年轻女性,她们尽量使自己完美化,通过严格节食使体重低于应有的体重,或者以饥饿和发作性暴食、呕吐等交替的方法达到这种目的,因而发展为进食障碍。

4. 同伴压力 多个研究表明青春期同伴对体型的关注、对饮食的态度对于进食障碍的发病起重要作用。根据一项研究,9~10 岁女孩中有 40% 试图减肥,这种节食行为受同伴的影响。节食朋友的数量及其中鼓励节食的人数可能会影响他们是否也选择节食。

5. 社交缺乏 社交缺乏本身有其内在压力,可诱发抑郁和焦虑。为了缓解这些压力个体可能出现情绪化进食,这种情况下食物可以作为一种心理安慰。因此当社交缺乏时,个体的孤独感及其内在压力是进食障碍诱发因素之一。

(四) 家庭因素

家庭因素对于进食障碍的发生与发展起着非常重要的作用,

甚至有学者认为其作用和基因一样重要。

1. 家庭内控制和反控制 进食障碍的家庭中，常存在父母对子女过度保护、过度操控、将个人价值观强加在子女身上，使子女觉得缺乏自主权。而随着年龄的增长，尤其是青春期的孩子，渴求自由和独立，亲子矛盾更会加剧。子女拒绝饮食便成为表达不开心或从父母手中取回主动权的途径。进食障碍成为子女反抗父母控制，达到反控制的一种手段。

另外一种说法是进食障碍患者的依赖性强，多与母亲关系过于密切、依赖，而以自我控制进食作为自己独立的象征。

2. 家庭关系紊乱 Minuchin 等认为，神经性厌食患者中存在着特定的家庭关系模式，表现为"羁绊、过分保护、僵化以及缺乏解决矛盾的方法"，而神经性厌食患者病情的进展起到了避免家庭矛盾的作用。

在家庭系统理论中，厌食被认为是孩子为了维护家庭稳定的一种防卫机制。例如，孩子拒绝吃饭，是想以此让父母共同关注自己，从而使破裂的家庭聚拢在一起。

3. 家庭进食观念 进食障碍患者的母亲，其进食异常的比例明显高于一般母亲，一方面这类母亲很注意自己和女儿的形体，使女儿将母亲的形体视为样板而刻意效仿，另一方面母亲的饮食习惯影响女儿的饮食态度。

（五）儿童期虐待

儿童期虐待，包括躯体虐待、心理虐待、性虐待以及被忽视等，对发育中的大脑生理结构以及神经生化反应会造成显著的影响，这被认为是一些精神障碍包括进食障碍的诱发因素。受过虐待的儿童试图发泄情绪或获得某种控制感，从而出现进食障碍。性虐待在神经性贪食及神经性厌食的发生率为 20%～50%，其中神经性贪食的发生比例更高。孤儿院或寄养家庭中的儿童尤其容易出现进食障碍。2006 年的一项研究发现，寄养儿童出现进食障碍比例高达25%。即使没有明显的被虐待或被忽视现象，不稳定的家庭环境对儿童情绪健康也是有害的，可导致儿童进食障碍的发生。

（六）其他

进食障碍的发病相关因素还有儿童期肥胖、父母肥胖、初潮年龄过早、父母酗酒等；不良的运动训练也可能诱发进食障碍，如频繁的体重调节、早期开始特定训练、受伤、过度训练等。某些项目的运动员更易出现进食障碍，如与审美密切相关的运动员（舞蹈、花样滑冰、体操）、体重相关运动员（柔道、摔跤）等。Garner等（1987年）对55名11~14岁的芭蕾女学生进行观察，发现神经性厌食患病率为25.7%，神经性贪食患病率为2.9%，11.4%的学生存在部分进食障碍症状，明显高于普通人群。其他患病率明显增加的职业有时装模特。

二、进食障碍的危害

世界卫生组织报告，进食障碍是主要发生于青少年和成年早期女性的心理生理疾病，是精神科中致死率最高（死亡率为6.2%，为普通女性的12倍）、疾病负担最重的疾病之一（与重性精神障碍相当，位于全球疾病负担前10位）。

进食障碍常导致躯体并发症，各器官系统均可能涉及，有些甚至危及生命。至2010年进食障碍导致每年大约7000例患者死亡。

进食障碍女性与正常对照女性相比，社会适应性更差，包括工作、社交、休闲活动受限，无法处理家庭关系，难以胜任配偶及家长角色等。

进食障碍也造成严重的社会负担。2010年全球疾病负担调查显示，精神障碍及物质使用障碍造成的负担为1.839亿伤残调整寿命年（disability-adjusted life years，DALYs），其中进食障碍患者大约占 1.2%。另一项调查显示，在美国涉及进食障碍的住院总花费在 1999—2000 年为 1.65 亿美元，2008—2009 年上升至 2.77 亿美元，10 年间每个出院患者平均花费从 7300 美元上升至 9800 美元。近年来我国进食障碍的发病率以及给患者带来的经济负担也都呈现明显的上升趋势，以北京大学第六医院收治住院的急重症进食障碍患者为例：30 年前偶见一例，10 年前达到每年近百例，而 2014 年住院患者为 150 余例；同时，进食障碍住院费用也呈节节攀升的趋势，2014 年患者的住院费用比 5 年前增加了 1 倍，比 10 年增加了 2 倍；进食障碍住院患者的月平均住院费用比其他患者同期平均月住院费用高出约 50%。因此，进食障碍已经成为严重危害我国年轻女性健康和生活的重大精神障碍之一，应对这一疾病的侵害，已经成为全社会不可回避的任务和责任。

第4章 进食障碍的临床评估和诊断分类

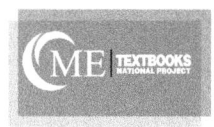

一、临床评估

(一) 病史

病史采集应包括所有可能的信息来源，由于有些进食障碍患者，尤其是神经性厌食患者患病年龄小、不能清楚描述病情或因为对治疗有抵触，常隐瞒或否认症状，需由知情人代为提供病史，有时还需补充其他信息予以证实。因此在采集病史时，要注意信息的全面性和客观性。通常需注意：①如果患者主动求治，以患者汇报为准；②如果患者对自身情况缺乏正确认识，应询问知情人；③当患者和知情人叙述不一致时，应注意知情人的心理状况，必要时请其他知情人补充；④注意搜集既往就诊病历及检查结果。

1. 现病史

(1) 发病年龄：神经性厌食和神经性贪食在发病年龄方面略有区别。神经性厌食患者的发病年龄略早，14~18岁为患病率的高峰期。神经性贪食患者的发病年龄偏大，患病率的高峰期为16~22岁，也有年龄较小的儿童和40岁以后的妇女发病。

(2) 发病前心理社会因素：一些生物、心理及社会因素可能促发进食障碍，如罹患躯体疾病、父母离婚、学习压力大、同伴关系紧张、求学离家、换学校、失恋等。

(3) 症状表现：注意询问以下内容。

1) 患者发病以来进食情况：详细了解进食的量、种类偏好、进食形式、速度以及伴随的不良饮食习惯等。

2) 体重变化情况：发病前的身高、体重；发病过程中患者的体重变化情况，最低/最高体重的数值和持续时间；患者自己期望的体重或体型。

3) 抵消行为：有无呕吐；有无使用减肥药、导泻剂、利尿剂或其他药物（如甲状腺素片）等行为；有无过度运动。对于运用呕吐方式的患者，需了解患者呕吐的频率、形式或方法（例如：是否存在饮水诱吐或抠喉诱吐）；对于药物滥用现象，需要了解患者使用药物的名称、使用剂量、使用频率等；对于过度运动的患者，需了解患者运动的形式、持续时间、强度等。另外还需注意了解上述行为在何种情况下容易出现（即发生的规律或诱因）。

4) 发病过程中患者的躯体问题：如是否出现水肿、心动过缓、甲状腺功能减低、消化道症状（腹胀、腹痛、便秘）等；患者的月经情况，是否出现闭经或月经不规律，症状从何时开始。

5) 发病过程中进食障碍患者常见的心理问题：包括体像障碍，对体重、体型及自我的超价观念，抑郁、焦虑情绪，强迫性行为，冲动行为，人格变化等；是否涉及法律问题，如撒谎、偷窃等；疾病对患者社会功能的影响。

(4) 治疗情况：有些患者曾被误诊为躯体疾病而进行治疗，服用过中药、助消化药；也有些患者因为躯体状况过差，曾到综合医院住院甚至急诊抢救；或者患者曾接受过心理治疗、精神药物治疗。

（5）家属和患者对上述症状表现的态度，发病后家庭关系和家庭动力的变化。

2. 个人史

（1）患者病前性格特点：如内向、外向、要强、追求完美、固执、随和、谨慎、冲动等，鼓励通过具体事例描述其特点。

（2）家庭背景：家庭成员组成；父母各自职业、文化程度、社会地位、性格特点；父母之间的关系、婚姻质量；亲子关系、同胞关系。

（3）其他：患者个人发育特点及幼年生活环境；患者病前的学习情况、人际关系；影响患者的重要人物（如祖父母）的性格特点及与患者的互动模式；重大生活事件。

3. 既往史 大部分患者既往身体健康，有一部分患者在既往有过癫痫、胃肠功能欠佳或者胃炎等疾病史。注意患者是否有酒精或药物滥用史。

4. 家族史 进食障碍家族中抑郁症、焦虑障碍、物质滥用及依赖、进食障碍、肥胖的发生率要高于一般人群。

（二）体格检查

对进食障碍患者的体格检查很重要，是判断疾病严重程度，制订治疗计划的前提和基础，尤其是对营养状况不佳的厌食症患者。体格检查包括：①生命体征：有无低血压；脉搏是否弱、缓，有无不规则；体温是否偏低。②身高、体重，并计算体质指数（body mass index，BMI）。③外表：营养状况；皮肤颜色、表面温度、湿度，有无瘀斑、皮疹、冻疮，骶尾部有无压红、甚至压疮；毛发光泽度、有无稀疏、变脆、有无毳毛增多；用手抠吐者，手背可能有因与牙齿摩擦产生的瘢痕（Russell征）；是否有水肿，水肿程度和部位。④头面部：是否有牙质腐蚀、龋齿或牙齿脱落；两腮腺是否肿胀。⑤心血管系统：心跳是否有力，有无不规则，有无直立性低血压；有无心包积液。⑥消化系统：有无舟状腹、上腹部有无压痛、有无毫无蠕动的胃轮廓等。⑦肌肉、骨骼系统：有无肌肉容积对称性减少、肌力下降、病理性骨折。

（三）精神检查

1. 一般原则

（1）友好的态度。很多患者不愿接受治疗，担心长胖、被批评，对治疗抵触情绪大，因此医护人员要以友好的态度与患者交流，不要对患者批评指责。

（2）理解患者的矛盾心理，接纳患者的感受。

（3）建立合作的关系。

（4）对于病情严重仍拒绝治疗的患者，可以采用非自愿住院治疗，以避免发生意外。

2. 精神检查提纲

（1）一般情况

1）接触情况：意识清晰程度、接触主动性、合作程度、对周围环境态度。

2）日常生活：精神状态、二便和睡眠情况、参与病房活动情况、与工作人员和病友接触情况。

（2）认知活动

1）感知觉：体相障碍（过高估计自己的体重和体围）、非特异性的消化道不适（与进食相关的腹胀、腹痛）。有无幻觉、错觉等其他感知觉障碍。

2）思维和思维障碍：怕胖的超价观念（不能接受正常体重，伴有强烈的情感和动机，显著影响患者行为，需要分别在情感和行为中描述），非典型患者对于躯体不适与消瘦的解释，暴食患者对于进食的先占观念（对食物不可抗拒的欲望）、强迫思维。还需询问有无其他思维障碍。

3）注意力、记忆力、智能方面的测查。

4）自知力：对疾病性质和危害的认识以及对治疗的态度，可分为以下四个层次。①承认躯体健康问题，如贫血、闭经、白细胞减少等，否认存在精神心理问题。②承认有进食障碍但不需要治疗或认为可以自己调节。③自知力更好的患者主动要求治疗，但也可以分为只接受一个低于正常的体重上限，只要求治疗暴食行为，但不认为节食是问题，仍希望保持低体重甚至减肥。④愿意接受体重增加以及饮食行为管理。

（3）情感活动：患者可能存在焦虑、恐惧、抑郁或情绪不稳定的情况。有的患者可能有自伤行为或企图自杀行为。

（4）意志行为：饮食方式（进食量、饮水量、速度；特殊的饮食模式，如进食速度过快/过慢、搅拌/碾碎食物、比较/偷换他人食物、挑食等；暴食患者难以克制的发作性暴食冲动行为等）和行为矫正计划的执行情况，观察患者是否存在藏匿食物、呕吐、强迫运动等。注意抑郁情绪伴发的精力下降和低血糖、低血钾的无力症状之间的区分。观察患者是否存在自伤、自杀、冲动攻击等行为。

（四）实验室检查

当病情需要或决定治疗方案时需进行实验室检查。有些检查适合对所有进食障碍患者进行评估，以判断躯体症状严重程度。还有些检查是选择性的，例如有闭经症状的患者可以查性激素水平（表4-1）。表4-2、表4-3分别对神经性厌食、神经性贪食的一些实验室检查结果进行了总结。

值得注意的是，尽管有严重的营养不良症状的厌食症患者，其实验室检查结果也可能是正常的。例如，患者可能存在血钾浓度正常，但体内钾水平很低，从而有可能发生不可预测的心律失常风险。

表 4-1　进食障碍患者的实验室检查

检查项目	适用范围
基本项目	所有进食障碍患者
全血细胞计数及分类	
血生化	
血尿素氮（BUN）	
血肌酐（结合体重一起评估）	
血电解质	
甲状腺功能检测；如有必要，游离 T_3、T_4	
红细胞沉降率	
心电图	
尿常规	
附加检查	营养不良症状严重的患者（若有 Q-T 间期延长，应在用药前先检查血镁）
血钙	
血镁	
血磷	
血清铁蛋白	
24 小时尿肌酐清除率	水肿
腹部 B 超、盆腔 B 超	怀疑有腹腔和/或盆腔积液
心脏超声	怀疑有心包积液
骨质减少和骨质疏松症检测	患者闭经大于 6 个月
双能 X-线比色测定法（DEXA）	
女性患者雌激素水平	
男性患者睾酮水平	
非常规检查	
毒理学检测	那些怀疑有物质滥用的患者
血淀粉酶水平（用唾液腺同工酶可以排除胰腺癌）	那些怀疑有偷偷呕吐的患者
血清促黄体，卵泡刺激素，β-绒毛膜促性腺激素，催乳素	体重正常而长时间闭经的患者
MRI 和 CT	明显认知功能损害的患者，其他神经系统症状，不间断病程，或不典型症状
粪隐血	怀疑有消化道出血的患者
粪便或尿液中有大黄素、大黄酸等	怀疑滥用泻药的患者

表4-2 神经性厌食患者的实验室检查结果

项目	常见	不常见
血常规	白细胞降低 贫血	血小板减少
血生化	血尿素氮升高 血皮质醇升高 肝功能异常 血清碳酸盐水平升高 高胡萝卜素 高胆固醇 低钾	血淀粉酶升高 低镁血症 低磷血症 低锌血症 睾酮水平降低（男性） 代谢性酸中毒
激素水平	LH、FSH 分泌异常 雌二醇水平下降（女性） T_3、T_4 水平下降	
便常规	粪隐血阳性	
心电图	心动过缓	心律失常
脑电图	广泛异常	
基础代谢	显著降低	
脑影像	脑室扩大，脑沟变宽	

表4-3 神经性贪食患者的实验室检查结果

项目	常见	不常见
血电解质	呕吐患者出现低钾、低氯性碱中毒；呕吐和滥用泻药的患者出现低镁血症和低磷血症	
尿液分析	尿比重和渗透压增加	
激素水平		LH、FSH 分泌异常 雌二醇水平下降（女性） T_3、T_4 水平下降
心电图	心律失常、低血钾与 ST 段降低有关；Q-T 间期延长	
血清淀粉酶		血清淀粉酶增高（与良性腮腺增生有关）

二、进食障碍的心理和行为症状

进食障碍的临床表现主要是患者进食态度和行为的异常,此外还可能存在一些其他精神症状,如抑郁、焦虑、强迫、失眠等,此外患者的人格和行为问题也较为突出。由于患者几乎把全部精力投入到与食物、体重、体型、人际关系的病理性计划之中,加之对他人的不信任感,使他们常常采用伪装和隐瞒的方法,使得症状难以被发现和确认,造成诊断的困难和延误。神经性厌食和神经性贪食的临床症状各有特点,下面将分别介绍。

(一)神经性厌食的心理和行为症状

神经性厌食的主要临床特征是患者自己有意识地严格限制进食,造成身体消瘦或营养不良,但是患者此时仍存在恐惧发胖的心理。

1. 关于体重、体型的先占观念 对于体重、体型的先占观念是神经性厌食的核心症状。患者对自己体型、胖瘦、肢体某些部位的粗细、大小等存在感知觉和认知的歪曲认识。尽管有些患者身体苗条甚至消瘦,体重低于正常,仍然坚持认为自己肥胖,仍然限制饮食;尽管身体越来越虚弱,患者对体重、体型的先占观念和焦虑情绪有增无减。

不少患者有一些比较荒谬的想法,例如"只要食物送入口中,感到身体立即胖起来",同时伴有强烈的焦虑、恐惧情绪。

厌食症患者给自己设定的理想体重往往明显低于按照身高计算的最低标准体重,是不健康的体重,这也是厌食症患者与正常减肥人士的差别所在。厌食症患者给自己制定的目标是一种非理性的不健康的极端目标。

2. 采用极端的方式控制体重 神经性厌食患者并非真正厌食,而是怕胖。为了达到所谓"苗条"而忍饥挨饿,但他们的食欲其实一直存在。即使部分患者诉说"无食欲",可能是由于强烈的减肥意志而否认饥饿感,或是由于严重营养不良导致消化功能减弱所致。

神经性厌食患者为了达到自己的极端目标,常用限制进食、过度锻炼、催吐或滥用药物等方法,这些行为具有非理性、极端的特点。

(1) 限制进食:表现为严格限制每餐所吃食物的数量和种类。最初可能减少主食的摄入量,严格限制各种肉类和蛋等的摄入量,过分关注食物的脂肪含量、食物的热量、食物中的含糖量,把含脂肪较多的食品视为禁品。随着病情的发展逐渐变为几乎不吃任何含有高营养的食物,不允许任何油脂入口。

(2) 过度锻炼:为减轻体重,患者常进行刻板、过度的体育锻炼,并带有强迫性特点。例如:每日强迫自己锻炼、做家务、经常保持站立或行走的运动状态、拒绝坐卧等。运动的强度多与体力极不相称,使人感到患者似在自我折磨、自我惩罚。阻止他们的锻炼会让他们感到非常焦虑甚至发脾气。

(3) 催吐:有些患者为了达到其苗条的愿望,会在进食后进行催吐。即使吃得不多,仍然要催吐。患者常常用手抠喉,导致手背有咬伤瘢痕。有的患者因为进食量少,诱吐困难,会在进食后饮大量水,使得诱吐变得容易。还有的患者大量进食之后再催吐。长期反复诱吐后,患者食管下端的贲门括约肌松弛,常导致患者在进食后自发呕吐。

(4) 滥用药物:厌食症患者常常滥用各类泻药、利尿药、抑制食欲的药物。使用的方式带有盲目、天真幼稚的色彩和不计后果的特点。有些患者以便秘为由滥用泻药,而便秘的原因是进食量少,患者却拒绝增加进食,导致他们对泻药依赖,所用剂量远超于说明书的推荐剂量。为了快速降低体重,患者常常大剂量服药或同时服用多种减肥药,导致出现机体功能紊乱,甚至短暂出现幻觉、妄想、行为紊乱等精神症状。

3. 否认病情 否认病情是神经性厌食患者的另一个显著特征。患者的节食、减肥行为具有隐蔽性，患者从不主诉厌食或体重下降，甚至拒绝求医和治疗。常常由发现患者消瘦、进食少、闭经等问题的家人带其就诊。

非典型神经性厌食患者否认害怕体重增加，否认关于体型的歪曲认识，认可自己属于营养不良，他们对于体重下降的归因是"没食欲""胃不舒服"等躯体问题。这一类型最早由香港专家报道，并被证明在亚洲人群中并非少见。此后在美国进食障碍系列调查中也有类似报道。此观点得到了各国专家的认同。这类患者虽然承认自己存在体重低或营养不良，但对此并不在意，不肯接受进食或任何改善健康状况的积极措施。

4. 对食物的兴趣增加 有些厌食症患者对食物的兴趣非但不减弱，反而增强。表现为喜欢收集有关食物的各种书籍和杂志，逛食品商店，研究烹调技巧等。这种对食物兴趣的增加，与患者自我限制进食造成饥饿状态有关，而且常常伴有某些味觉的增强并产生偏食的现象。

5. 情绪症状 神经性厌食患者本身存在焦虑、抑郁情绪。在营养不良和饥饿状态下，焦虑、抑郁情绪会表现得更加突出，难以平复，尤其涉及进食问题时，表现为对食物和体重的担心、恐惧、情绪低落、情绪不稳、易冲动或易爆发。在临床中有30%~40%的患者符合抑郁症发作的诊断标准。抑郁的程度从轻度到重度不等。严重时患者出现明显的自杀倾向或自伤自杀行为。在神经性厌食患者群中，以拒绝进食作为结束生命的手段者也并不少见。

患者在严重营养不良状态时，表现为淡漠和乏力等动力不足症状，这常常与患者长期营养不良有关，这种身体状况在补充营养的过程中会得到逐步改善，但在患者的躯体问题得到解决后，现实困难又摆在患者的面前，患者的抑郁情绪会再度出现或加重，这需要临床医生高度警惕。

6. **强迫行为和思维** 很多厌食症患者具有追求完美的人格特征，在患者患病后的临床表现中这种特点更为突出，如对于食物和体重的斤斤计较、按照某一特定顺序进食、强迫家人进食等；强迫性运动、强迫性计数、强迫性洗涤、强迫性检查等症状也很常见。尤其在患有限制型神经性厌食的患者中，刻板的认知行为模式、苛求谨慎的态度、完美主义、害怕改变、不易变通、强烈的内心不安、一定要说服别人、做事情刻板等特征比较常见。这些表现严重影响患者与周围人的关系，干扰患者的治疗进程，增加治疗的困难。其中有部分患者可以完全符合神经性厌食和强迫症两个疾病的诊断标准。

（二）神经性贪食的心理和行为症状

神经性贪食是以反复发作、不可控制、冲动性地暴食，继之采用自我诱吐、使用泻剂或利尿剂、禁食、过度锻炼等方法避免体重增加为主要特征的一类疾病。

1. **频繁的暴食发作** 暴食发作是贪食症主要的临床症状，常常在不愉快的心情下发生。每个患者发作的频率不等，轻者几天一次，严重者可达每日一次或数次。暴食发作具备以下几个特点。

（1）进食量为正常人的数倍：这一点常常与厌食症患者不同，厌食症患者给自己规定了极严格的少量进食计划，所以她们只要比计划多吃了一口，也会非常焦虑不安地说自己"暴食"了。这种症状被称为"主观暴食"，而贪食症患者确实摄入超大量食物，为"客观暴食"。

（2）患者暴食发作时进食速度很快。

（3）患者所食之物多为平时严格控制的"发胖"食物，如蛋糕、面食、含大量脂肪的食物等。当食物不充足时，患者便将任何可得到的食品吞下，如掉在地上的食物，食用油等甚至自己的呕吐物。

(4) 患者有强烈的失控感：在暴食发作时患者有不可抗拒的进食欲望，一旦开始暴食，患者很难自动停止，也很难被他人阻止，暴食过程常因腹部胀满、疼痛或者精疲力竭而结束。无论患者在发作后怎样痛苦自责，决心改正，也很难控制自己症状的反复发作。

(5) 患者常掩饰自己的暴食行为：患者对于自己的暴食发作充满内疚、自责、羞愧、耻辱的情感，所以这种行为常常是偷偷进行的。

2. 暴食后的抵消行为 暴食行为之后患者继之以抵消行为来防止体重增加。常用的抵消行为包括：用手指抠吐或自发呕吐，过度运动，禁食，滥用泻药、灌肠剂、利尿剂、减肥药（包括食欲抑制剂、加速机体代谢的药物如甲状腺素片）等。其中，自我诱吐和滥用泻药、利尿剂等被称为清除性抵消行为，禁食和过度运动为非清除性抵消行为。

当食物被清除或消耗后，又可产生暴食行为，继之再次采取各种抵消行为，形成恶性循环。

3. 对体重和体型的先占观念 大多数贪食症患者的体重在正常范围内，也有些患者体重过低。但是他们仍然对自己的体重或体型感到不满意，关注自己的性吸引力，在意别人如何看待他们。神经性贪食和神经性厌食的区别是前者对体重、体型的目标设定不像后者那样极端。

4. 情绪症状 贪食症患者情绪症状的特点是情绪波动性大，易产生不良情绪，如愤怒、焦虑不安、抑郁、孤独感、冲动性症状等。

患者对发胖有强烈的恐惧感；暴食时有强烈的失控感；腹部胀满时有痛苦感；诱吐后又产生愧疚感。患者常常自责、否定自己，认为自己没有毅力。经常性的暴食-呕吐浪费了大量的时间、金钱和精力，患者感到对不起父母，辜负了长辈的期望，心理压力增加，自信心大大下降，整天郁郁寡欢，不愿与人交往。这些情绪影响患者的社会功能,加重暴食-催吐行为,形成恶性循环,患者情绪越来越糟,负面情绪不断积累,使他们容易罹患抑郁症,甚至采用自残、自杀方式来寻求解脱。

神经性贪食患者的情绪症状比神经性厌食患者更突出,自伤、自杀等行为也较神经性厌食患者发生率高。

三、进食障碍常见的躯体表现

进食障碍属于心身疾病,患者表现出明显的躯体症状,这些躯体症状常常比精神症状更突出,而且多是患者或其家属寻求治疗的首要原因。

一般来说神经性厌食患者的躯体症状要多于神经性贪食患者,两者有共同之处,也有很多差别。

(一) 神经性厌食常见的躯体表现

神经性厌食患者的躯体症状有些与饥饿所致的营养不良有关,有些与患者的行为问题有关,如呕吐或服用泻药等。

1. 外表

(1) 皮肤:神经性厌食患者皮肤苍白干燥,伴高胡萝卜素血症的患者可表现皮肤发黄。由于骨髓功能降低,血小板减少或者呕吐时胸内压增加可导致皮肤瘀斑。患者还可能出现与服用减肥药有关的皮疹、皮肤冻疮、指甲脆弱、手掌硬结等。由于皮下脂肪萎缩,皮肤松弛,缺乏弹性,皮下静脉清晰可见,严重皮下脂肪减少的患者表现为"皮包骨"。患者腹部呈舟状,骨骼明显,肌肉也渐萎缩,最后成恶病质状态。骨骼突出部位由于皮肤缺乏弹性,坐卧时间稍长即觉疼痛,甚至发生压疮,而且伤口愈合比较困难。

(2) 毛发:毛发干枯、缺乏光泽,甚至大量脱落。腋毛及阴毛变得稀疏,体外侧表面如背部到手臂的汗毛增多。

（3）衰弱无力：由于饥饿导致营养不良，患者表现为衰弱无力。极度营养不良时，劳动能力丧失，呈全身无力状态，行动亦需搀扶。

2. 中枢神经系统 由于营养不良导致大脑萎缩，脑功能异常，从而出现一系列改变。多数患者随着饮食状况的好转，脑功能得以恢复。但一些严重的脑组织改变则难以恢复，如有的学者认为随着体重的增加，脑白质和脑脊液的量可恢复正常，但脑灰质的量则难以恢复正常，这部分患者预后较差。

（1）精神状况：早期精力充沛甚至欣快，睡眠少、非常关注周围事物。当营养状况持续恶化时，患者由于严重营养不良，表现为反应迟钝、精神萎靡。

（2）思维能力下降：饥饿对中枢神经系统功能的影响很大。患者出现注意力不集中、记忆力下降、学习能力下降、对噪声过度敏感、强迫性思维、反复思考，尤其是在体重、食物卡路里方面过分计较、过分追求完美等。患者对体重和食物的固执、难以改变的先占观念等也和大脑功能状态有关。

（3）情绪异常：患病早期的患者可能会感到精力充沛甚至欣快，但情绪不稳定，易从一个极端转到另一个极端，随着病情加重，出现抑郁、焦虑甚至自杀观念。

（4）意识障碍或癫痫发作：部分患者在营养状况差、合并感染或代谢紊乱时，会出现意识模糊、谵妄、癫痫发作甚至昏迷。

3. 消化系统

（1）口腔：反复呕吐的厌食症患者可出现牙齿舌侧的釉质和牙质的腐蚀，从而导致牙齿对冷热过敏。不呕吐的患者一般不会出现这种腐蚀，但是那些饮用大量橙汁或碳酸饮料的患者也可能出现这种表现。

（2）腮腺：伴暴食行为的厌食症患者由于过度咀嚼和频繁的呕吐使唾液腺分泌增加，引起两腮处的唾液腺肿胀。此肿胀可能带来另一个恶性循环：患者会误认为自己变得肥胖，从而更加焦虑。腮腺肿大易被误诊为腮腺炎，但该肿大为良性肿大，腮腺部位无压痛，腮腺导管及腮腺分泌物均正常。

(3) 食管：通过呕吐来降低体重的患者会出现食管的并发症，如食管炎、食管糜烂和溃疡等。呕吐患者由于胃酸反流导致食管黏膜炎症，患者常表现为胃灼热、反酸、反胃、吞咽困难、胸痛、上腹部疼痛、胃胀、多涎，严重者食管出血、溃疡，出现血性呕吐物。反流的胃液还可侵蚀咽部、声带和气管，从而引起慢性咽炎、慢性声带炎和气管炎，临床称为 Delahunty 综合征。患者大量进食后呕吐时可能出现食管破裂（Boerhaave 综合征）。

(4) 胃部：胃部并发症非常常见。患者长期节食影响消化系统的功能和消化酶的分泌，导致胃缩小、胃蠕动减慢、胃排空延迟。胃排空减慢导致患者进食后有腹部不适、腹痛或饱胀感，而患者常将这种感觉误认为进食过多所致。这种感觉是疾病恢复中一个很大的阻碍，在治疗过程中需要花时间从生理学角度向患者解释这些症状的机制，才能使患者更好地配合治疗。长期进食不足的厌食症患者在进食期间可能会出现急性胃扩张的表现，典型症状是腹部疼痛、胃胀、恶心和呕吐。严重时上腹部可见毫无蠕动的胃轮廓等。药物保守治疗可以缓解该症状，一般不需要进行外科手术治疗。

(5) 小肠：小肠功能紊乱也相当常见。钡餐 X 线检查可见半数患者有十二指肠扩张，1/3 患者表现空肠轻度暂时性扩张。具体原因不明，但是有一部分病例继发于"再进食性胰腺炎"，后者可导致胃肠梗阻、肠鸣音异常等。

(6) 结肠：神经性厌食患者经常便秘，这是因食物摄入量不足以及滥用泻药或者利尿剂所致。在长期节食后，身体由于缺乏营养，便将仅余的水分和养分都吸收了，因此容易出现便秘。有些患者更会因此依赖泻药，长期服用泻药一旦停用时，便会造成严重便秘，患者因觉腹胀更不愿意进食。患者常用的刺激性泻药如番泻叶、酚酞（果导）、复方芦荟胶囊（通便灵）等，其作用原理是刺激肠管蠕动，阻止肠液被吸收，增加水、电解质分泌，润滑肠壁，软化大便。但部分药物中含有蒽醌成分，长期使用后，在结肠黏膜下有黑色素沉着，容易形成结肠黑色病变。这类刺激性泻药虽然使用后 6 小时左右即可排便，但长期使用可损害直肠肌丛，使直肠肌疲软无力，出现顽固性便秘。

（7）胰腺：厌食症患者的胰腺病变也很常见，胰腺纤维化可能是失用性的功能下降。由于消化系统功能降低，当患者重新进食时可能出现便秘或腹胀；有些患者由于胰酶分泌缺乏，会出现吸收不良性腹泻。上述情况多发生在再进食阶段，其病理机制尚不清楚，所以严重营养不良患者在再进食阶段监测血清淀粉酶水平是非常必要的。

（8）肝：蛋白质缺乏的患者可见肝功能异常、可逆转的肝肿大。然而没有证据显示厌食症可直接导致肝病。1/3 的厌食症住院患者表现为血清蛋白降低、血脂水平升高、乳酸脱氢酶（LDH）升高及碱性磷酸激酶（ALP）升高，不必使用特殊的治疗，最好的治疗方法就是再进食。

4. 内分泌改变

（1）闭经：闭经是神经性厌食的诊断标准之一。当患者低体重时，垂体对内源性黄体生成素释放激素（LRF）失去反应。血浆黄体生成素（LH）和卵泡刺激素（FSH）的基础水平降低，分泌峰值降低，从而导致卵巢释放的血清雌激素水平降低。患者表现为月经停止，子宫萎缩变小；无性欲；生育困难；孕期和分娩期并发症发生率高。青春期早期患者可表现为性发育停止、不来月经或第二性征减退。

（2）甲状腺功能减退：患者表现为生命体征下降、皮肤干燥、便秘、怕冷、踝反射延迟，头发干燥、稀疏、脆弱，睫毛和眉毛脱落（尤以眉梢为甚），皮肤苍白，非压凹性水肿。甲状腺功能低下还可导致心动过缓、心音低弱、心输出量减少。个别患者可表现为全心扩大，伴有心包积液、腹水。但嗜睡症状并不常见。这些症状随着体重的增加一般是可逆的，不必要补充外源性甲状腺素。

（3）肾上腺皮质激素分泌增加：疾病早期，由于肾上腺皮质激素分泌增加，患者虽然营养状况下降，睡眠少，但却感到精力充沛甚至欣快，很多患者由此判断自己的健康状况良好，甚至认为比正常体重时还要好，所以不肯增加体重。但这种表现只是身体暂时的适应性变化，随着身体状况的恶化，就会出现虚弱无力症状；肾上腺皮质激素增加会导致患者情绪不稳定、烦躁易怒；由于肾上腺皮质激素对雌激素合成的抑制作用，雄性激素分泌相对增多，女性患者出现细毳毛，分布于面部、颌下、腹部及腰背部，有的患者会出现痤疮。患者对感染的抵抗力也减弱。这些症状都是可逆的，当患者体重恢复后，可逐渐消失。

5. **血液系统** 厌食症患者由于营养不良导致造血物质缺乏，如铁缺乏导致缺铁性贫血，叶酸、维生素 B_{12} 缺乏导致巨幼细胞性贫血。部分患者同时有这两种贫血。贫血导致全身血管收缩和脏器缺氧，从而引起一系列变化。患者皮肤、黏膜苍白、无力，畏冷、头晕、耳鸣、记忆力衰退，思维不集中，抵抗力下降等，贫血严重时还可出现低热和基础代谢率增高。

血液系统的变化可能使患者更容易罹患感染。临床上，需要定期进行全血细胞检查，如果粒细胞数量降至 $2\times10^9/L$，更需严密监查。再进食可以纠正血液系统的变化，而且能够纠正较快。

6. **心血管系统** 厌食症患者在疾病过程中可能出现心血管系统的异常，包括心动过缓、心动过速、低血压、室性期前收缩、心力衰竭以及心电图的多种变化。87%以上患者出现心动过缓（心率<60 次/分），该症状与能量代谢降低有关；85%以上患者出现低血压（<90/60mmHg），这与血容量降低有关。

患者临床表现为心悸、疲乏、头晕和耳鸣，易出现直立性晕厥、头痛、气短、胸痛、肢体末端发凉。检查可见患者脉搏不规则、弱、缓慢，50~60 次/分，可降至 40 次/分以下；直立位血压变化明显；周围血管收缩、循环不良，肢体发绀，局部温度低或易生冻疮。严重者甚至出现休克。在极度消瘦的病例中有发生猝死的报道。慢性严重贫血或血红蛋白低于30g/L时常导致贫血性心脏病，患者发生心力衰竭致死。如有感染，较易发生中毒性休克。

心律失常一般是由于电解质紊乱所致，如低钾、低镁或者酸碱平衡失调等，是厌食症患者最常见的死因。

充血性心力衰竭是厌食症晚期的表现，但也是患者再进食时易出现的并发症。患者在补充营养期间，如果补充得过快，超过心肌所能承受的能力，会造成体液负荷过重，容易并发肺水肿和充血性心力衰竭。心力衰竭的症状多在后半夜加重，与下肢和腹腔血管到达肺部的静脉回流血量增加，同时在日间积聚的外周水肿液的再吸收有关。所以在补充营养阶段，尤其对于严重营养不良（体重<70%标准体重）的儿童及青少年来说，进行心功能监测是很有必要的，尤其在夜间。

因为心血管并发症比较严重而且存在危险，所以需要监测患者血压，直立位和卧位的血压都需测量。所有低体重的厌食症患者都建议经常进行心电图检查。

7. 泌尿系统　厌食症患者中有70%会出现肾功能异常，包括肾小球滤过率降低、肾浓缩功能降低、血尿素水平升高、电解质异常、压凹性水肿以及低钾性肾病。

（1）水肿：由于营养不足，肾脏血管收缩和肾脏缺氧，导致肾功受损。而血浆蛋白含量下降，同时有组织松弛、血浆通透性的改变等因素使水肿更容易出现。大约20%厌食症患者可能出现外周水肿，通常出现于再进食期间。水肿初期较轻，局限于下肢、面部等部位，劳动后加重。当营养不良程度加剧，蛋白质缺乏严重者，如血浆蛋白总量在50g/L以下，白蛋白下降至20~30g/L以下时，水肿症状明显。水肿可发展至全身，并有胸水及腹水。但在重度营养不良时，水肿有时反而减轻，且可完全消退,进入干瘦状态。

(2)尿量异常:早期尿量常增多,一昼夜可达3000ml以上,夜尿亦明显增多,有时体位变化(如由立位变卧位)尿量也有增加。肾脏浓缩能力减退、尿比重低于正常,过多饮水可能为引起多尿的主要原因。当病情发展、血浆蛋白下降、水肿加剧或呈干瘦时,多尿现象反而减退,可转为无尿。患者易出现尿结石、血容量减少性肾病等。

(3)低钾性肾病:厌食症患者长期使用利尿剂或者泻药可导致低钾性肾病,表现为多尿、烦渴和血清肌酐水平升高。

(4)其他:有些厌食症患者限制脂肪摄入而并不限制蛋白质摄入,这和其他饥饿状态不同,因此常表现血尿素氮水平升高。呕吐和滥用泻药或利尿剂的厌食症患者的血尿素氮和电解质异常更常见。因为这些行为导致体内液体流失、血容量下降,从而使血尿素氮水平明显高于正常肌酐水平。其他研究也发现,厌食症患者尿路结石发生的危险性增加,可能与食物(茶、菠菜、大黄、杏仁、腰果等)中含有大量草酸盐、长期脱水、尿液减少以及服用泻药等原因有关。所以无论是在观察还是治疗阶段,对肾功能的常规监测都是非常必要的,包括尿素氮、肌酐、电解质、尿量以及肌酐清除率等指标。

8. 代谢情况

(1)基础代谢率下降:一般下降20%,有时下降30%~40%,故畏寒甚剧、体温低,体温多在36℃以下。

(2)低血糖:少数患者长期饥饿时,会出现血糖过低而发生昏迷,甚至猝死,特别是病情严重者在活动过程中更容易发生。常规检查发现很多患者存在无症状性低血糖。实验室检查空腹血糖可降低(<3.5mmol/L)。

(3)胆固醇水平增高:尽管患者低脂肪饮食,但经常发现胆固醇水平高,这可能是雌激素和甲状腺素代谢异常所致。

(4)高胡萝卜素血症:血清胡萝卜素和维生素A水平升高,

可能是由于饮食中摄入类胡萝卜素过多或者此类物质的代谢缺陷所致。

9. 电解质紊乱 呕吐、滥用泻药或利尿剂的厌食症患者中电解质异常更常见。因为这些行为会导致体内液体流失、血容量下降，从而使体内电解质水平异常。最常见的电解质异常是低钾、低钠、低氯以及低氯性代谢性碱中毒。

再进食综合征（refeeding syndrome，RFS）：是指机体经过长期饥饿或营养不良，重新摄入营养物质导致以低磷血症为特征的电解质代谢紊乱及由此产生的一系列症状。

再进食综合征的病理机制是再进食使得磷分子急速转移进入细胞内，参与糖和蛋白质合成过程中的磷酸化作用，从而使血磷降低，引起心肌功能紊乱和神经系统并发症及由此产生的一系列症状。低磷血症是RFS的主要病理生理特征，低钾血症是RFS致死的主要原因，同时还会出现低镁血症、维生素B_1缺乏等。

因此营养不良患者在再进食的最初几天里需要监测血浆磷水平。一旦发现血磷降低，应立即采用口服方法补充。

10. 骨骼系统 由于骨成熟受阻甚至骨发育停止，青春期前及青春期早期的患者容易出现生长发育延迟、身材矮小或骨骼发育停止等症状。

厌食症患者可出现骨质疏松和病理性骨折，甚至有患者发生严重的脊椎骨折。最近一些研究显示厌食症患病两年内就可以出现骨质疏松，而且骨质疏松程度与病程和体质指数密切相关。即使只有几个月的闭经也可能导致骨质减少，而骨质减少可能发展为潜在的不可逆的骨质疏松症，相应地使病理性骨折的发生率增高。过度运动和骨质疏松可引起张力性骨折。这在病程越长、病情和体重减轻越严重的厌食症患者中更容易发生。肢体末端疼痛表明有骨折，这种骨折X线检查时可能正常，但骨扫描结果可能存在异常。易发生骨质疏松的部位是腰椎和髋部。

由上可见，神经性厌食患者的躯体并发症很多。从临床角度看，在这些并发症中，需关注的是可能危及生命的电解质改变和心脏并发症以及可能造成不可逆后果的骨质疏松。

（二）神经性贪食常见的躯体症状

因为神经性贪食患者短时间内大量进食，然后采用呕吐、导泻等方法将食物排出，所以患者体重常处于正常范围或波动范围很大。

神经性贪食患者伴随的躯体症状与神经性厌食患者有很多相似之处，尤其是体重偏低的贪食症患者也会出现营养不良的表现，这部分患者的躯体症状可参见神经性厌食患者的躯体症状。由于贪食症患者的暴食、呕吐、导泻等行为，使得贪食症患者较厌食症患者更容易出现胃肠道损害以及电解质紊乱。神经性贪食常见的躯体并发症如下。

1. 消化系统

（1）急性胃扩张：短时间内大量进食患者会出现急性胃扩张，表现为上腹部饱胀、疼痛、恶心，严重时上腹部可见毫无蠕动的胃轮廓，局部有压痛，叩诊呈过清音，有振水音。严重者可导致胃或食管穿孔、出血、纵隔积气或皮下气肿。

血液检查可见血液浓缩、低血钾、低血氯和碱中毒。严重者可有尿素氮升高，立位腹部 X 线片可见左上腹巨大液平面和充满腹腔的特大胃影及左膈肌抬高。腹部 B 超可见胃高度扩张，胃壁变薄。

（2）反流性食管炎：很多患者会在暴食后呕吐，有的患者会发生自发性呕吐。呕吐患者因胃酸反流导致食管黏膜炎症，常有胃灼热、反酸、反胃、吞咽困难、胸痛、上腹部疼痛、胃胀、多涎等症状，严重者食管出血、溃疡，出现血性呕吐物，长期少量出血可出现贫血症状。反流的胃液还可侵蚀咽部、声带和气管而引起慢性咽炎、慢性声带炎和气管炎，临床称为 Delahunty 综合征。

钡餐 X 线检查可见食管下端痉挛收缩，吞钡后见食管下端轻度缩窄，形态改变。胃镜检查有时可患有胃炎、食管炎、胃食管糜烂、胃食管反流。

（3）食管贲门黏膜撕裂综合征（Mallory-Weiss 综合征）：患者在剧烈呕吐后可导致食管、贲门撕裂，甚至出现呕血和黑便。出血量与黏膜撕裂的位置、范围和程度有关，严重者可引起休克甚至死亡。

实验室检查粪隐血阳性。胃镜检查可见下端食管或贲门部黏膜纵行撕裂。

（4）胰腺炎：急性胰腺炎多在大量进食后突然发作，腹痛性质为持续性刀割样，腹痛以上腹部为多见，伴发热、呕吐，检查有腹部深压痛，严重者可出现肌紧张、压痛、反跳痛等腹膜刺激三联征。部分患者可能出现胰腺组织和功能的持续性损害，形成慢性胰腺炎。

实验室检查血、尿淀粉酶升高。B 超可用于判断有无胰腺水肿、坏死。

（5）便秘或腹泻：有的神经性贪食患者暴食后又将食物吐出，摄入食物量仍偏低，食物残渣减少，对结肠和直肠的刺激减少，因此容易出现便秘。有的贪食症患者使用泻药来抵消暴食，泻药对肠道功能的影响参见神经性厌食的相应内容。

2. 皮肤和头面部　用手抠喉催吐者，手背被牙齿咬伤，而出现瘢痕（称为 Russell 征）。

呕吐患者更容易龋齿、牙齿过敏、咽痛、咽部红斑；唾液腺分泌增多、腺体肿大而表现为面颊和颈部无痛性肿胀，使患者误认为自己变得肥胖，从而更加焦虑。干呕可造成结膜充血。25% 的贪食症患者可表现腮腺的良性肿大。

3. 代谢系统　呕吐患者由于胃酸和钾离子的大量丢失，H^+、Cl^- 同时丧失，体内 HCO_3^- 浓度相对过高引起碱中毒。在胃液丧失的情况下，还常有失钾和血容量过低的情况，后者可促

使肾小管对 HCO_3^- 重吸收，从而使碱中毒加剧。滥用泻药的患者易出现低钠、低镁和低磷，严重者可出现癫痫发作。

4. **心脏系统** 由于呕吐、导泻等行为导致脱水，水、电解质失衡可诱发心脏功能异常。催吐药如吐根可导致心脏传导阻滞和心律失常。患者表现为衰弱、心悸、直立性眩晕、心脏传导阻滞和心律失常，甚至可能出现心肌病。

5. **生殖系统** 神经性贪食患者体重偏低时也会出现雌激素水平降低、月经周期不规则、生殖能力下降。

四、进食障碍的诊断标准与分类

（一）诊断标准简介

目前国际分类和诊断标准中有两个影响较广泛，我国精神病学界也制定了中国的诊断标准，简介如下。

1. **世界卫生组织《国际疾病分类》** 世界卫生组织于1989年出版了《国际疾病分类》第10版（international classification of diseases, ten edition，简称ICD-10）"临床描述和诊断指南"，对国际精神障碍分类学影响很大，被纳入世界各国官方疾病统计标准。ICD-10将进食障碍归类于"心理因素相关生理障碍"。ICD-10除了"神经性厌食"和"神经性贪食"诊断外，还有"非典型神经性厌食"和"非典型神经性贪食"诊断，用于描述那些缺乏该疾病的一个或多个关键特征，但又表现出相当典型的临床相的患者。

2. **美国精神病学会《精神障碍诊断和统计手册》** 1992年美国精神病学会出版的《精神障碍诊断和统计手册》第4版（diagnostic and statistical manual of mental disorders, fourth edition，简称DSM-Ⅳ）与ICD-10最大的不同是对神经性厌食和神经性贪食分别进行了亚型的区分。2013年《美国精神障碍诊断及统计手册（第五版）》（DSM-5）出版，将"进食障碍"诊断分类扩大为"喂食及进食障碍"。将"首发于婴儿及童年早期的喂食及进食障碍"纳入该分类中。

DSM-5 与 DSM-Ⅳ 相比，对神经性厌食的诊断变化有以下几种。①关于体重：DSM-Ⅳ 要求"低于正常体重的 85% 或体质指数（BMI）≤17.5 kg/m^2"，DSM-5 要求"低于正常体重的最低值或低于儿童或青少年的最低预期值"，未制定量化标准。②关于内分泌改变：DSM-Ⅳ 要求"已有月经的女性至少 3 个月经周期停经"，而 DSM-5 去除了闭经这个条件。③DSM-Ⅳ 没有疾病严重程度划分，而 DSM-5 根据体质指数划分严重程度。轻度：BMI≥17kg/m^2，中度：BMI 16~16.99kg/m^2，重度：BMI 15~15.99kg/m^2，极重度：<15kg/m^2。④病程标准：DSM-Ⅳ 无病程标准，DSM-5 提出至少 3 个月的时间限定。

关于神经性贪食，两版诊断标准的差别为以下几个方面。①暴食及不适当的补偿行为的发生频率：DSM-Ⅳ 标准为"3 个月内平均至少每周 2 次"，DSM-5 为"3 个月内平均至少每周 1 次，DSM-5 较 DSM-Ⅳ 标准放宽。②DSM-Ⅳ 没有疾病严重程度划分，而 DSM-5 根据不适当代偿行为的频率划分严重程度。轻度：每周平均 1~3 次；中度：每周平均 4~7 次；重度：每周平均 8~13 次；极重度：每周至少 14 次。③DSM-5 取消了 DSM-Ⅳ 对贪食症有"非清除型""清除型"两种亚型的划分，主要是因为临床上很难清楚界定非清除行为，分型意义不大。

另外 DSM-5 中将暴食障碍单列出来，成为与神经性厌食、神经性贪食并列的一种独立的疾病，可见在临床中暴食障碍这一问题需要得到重视。

3. 中华医学会《中国精神障碍分类方案与诊断标准》
2001 年出版的《中国精神障碍分类方案与诊断标准》第 3 版（CCMD-3）将进食障碍归类于"伴有生理紊乱及躯体因素的行为综合征"，和 ICD-10 系统对进食障碍的分类没有原则上的区别，只是 ICD-10 中的亚型分类更详细。

在临床上，一般推荐采用 ICD-10 和 CCMD-3 诊断标准，而 DSM-Ⅳ 或 DSM-5 由于其对亚型、严重程度的划分，常被用于作为临床研究入组标准。

（二）各诊断系统对神经性厌食和神经性贪食诊断标准的比较

各诊断系统对神经性厌食和神经性贪食诊断标准的比较，见表 4-4、表 4-5。

表 4-4 各诊断系统对神经性厌食诊断比较

神经性厌食	ICD-10	DSM-5	CCMD-3
低体重	体重保持在至少低于期望值 15% 以上的水平（或是体重下降，或是从未达到预期值），或体质指数 ≤ 17.5kg/m^2。青春期前的患者可以表现为在生长发育期内体重增长达不到预期标准	体重低于正常体重的最低值，或低于儿童和青少年的最低预期值	比正常平均体重减轻 15% 以上，或者体质指数 ≤ 17.5 kg/m^2，或在青春期前不能达到所期望的体重增长标准，并有发育延迟或停止
主动采取的造成低体重的行为	有	有	有
体像障碍	有	有	有
内分泌障碍	有	无	有
对生长发育的影响	有	无	有
亚型划分	无	限制型和暴食/清除型	无
病程标准	无	3 个月	3 个月
严重程度标准	无	轻、中、重、极重	无

表4-5 各诊断系统对神经性贪食诊断比较

神经性贪食	ICD-10	DSM-5	CCMD-3
不可抗拒的食欲和暴食	有	有	有
代偿行为	有	有	有
病理性怕胖、过分关注体重	有	有	有
暴食频率及病程	无	大于1次/周，持续3个月	大于2次/周，持续3个月
分型	无	无	无
严重程度划分	无	轻、中、重、极重	无

（三）ICD-10 进食障碍诊断标准

F50　进食障碍总论

F50.0 神经性厌食

F50.1 非典型神经性厌食

F50.2 神经性贪食

F50.3 非典型神经性贪食

F50.4 伴有其他心理紊乱的暴食

F50.5 伴有其他心理紊乱的呕吐

F50.8 其他进食障碍

F50.9 进食障碍，未特定

1. 神经性厌食（F50.0）　神经性厌食是一种患者自己造成和（或）维持的，以有意的体重减轻为特征的障碍。这一障碍最常见于青少年女性，男性青少年患此病者极少，临近青春期的儿童和将到绝经期的妇女也偶可罹及。在下述意义上，神经性厌食构成了一个独立的综合征：①该综合征的临床特征容易识别，医师间诊断的一致性很高；②随访研究显示，在未恢复的患者中，有相当数目的患者继续以一种慢性形式表现出同样的神经性厌食的主要特征。

诊断要点：为了确诊，必须具备下列条目。

（1）体重保持在至少低于期望值15%以上的水平（或是体重下降，或是从未达到预期值），或Quetelet体质指数≤17.5 kg/m²。青春期前的患者可以表现为在生长发育期内体重增长达不到预期标准。

（2）体重减轻是自己造成的，包括拒食"发胖食物"，及下列一种或多种手段：自我引吐；自行导致的通便；运动过度；服用食欲抑制剂和/或利尿剂。

（3）有特异性的精神病理形式的体相扭曲，表现为持续存在一种害怕发胖的无法抗拒的超价观念，患者强加给她/他自己一个较低的体重限度。

（4）包括下丘脑-垂体-性腺轴广泛的内分泌障碍：在妇女表现为闭经；在男性表现为性欲减退及阳痿（一个明显的例外是厌食症妇女接受激素替代治疗，最常见的是口服避孕药时出现持续性阴道流血）。下述情况也可以发生：生长激素及可的松水平升高，甲状腺素外周代谢变化及胰岛素分泌异常。

（5）如果在青春期前发病，青春期发育会放慢甚至停滞（生长停止，女孩乳房不发育并出现原发性闭经；男孩生殖器会呈幼稚状态）。随着病情恢复，青春期多可正常度过，但月经初潮延迟。

【说明】正常体重期望值可用身高（cm）-105，得正常平均体重（kg）；或用Quetelet体质指数=体重（kg）/[身高（m）]²进行评估；有时厌食症可继发于抑郁症或强迫症，导致诊断困难或在必要时需并列诊断。

鉴别诊断：如果伴有抑郁、强迫症状或人格障碍的特点，会使鉴别有一定难度，也许需要一个以上的诊断编码。青年人躯体因素所致的体重下降必须加以区分，包括慢性消耗性疾病，脑肿瘤，肠道疾患如克罗恩病或吸收不良综合征。

不含：无食欲（R63.0）

心因性无食欲（F50.8）

2. 神经性贪食（F50.2） 神经性贪食是一种以反复发作性暴食及强烈的控制体重的先占观念为特征的综合征，导致患者采取极端措施以削弱所吃食物的"发胖"效应。这一术语应限定在与神经性厌食相关的一类障碍内，因为二者精神病理相同。此病患者的年龄及性别分布类似于神经性厌食患者，但发病年龄稍晚一些。这一障碍可被视为持续的神经性厌食的延续（尽管相反的次序也可能出现）。当以往患厌食症的患者开始出现体重增加，月经恢复，显示病情改善，然而随后便出现一种恶性形式的暴食及呕吐现象。反复呕吐会导致机体电解质紊乱和躯体并发症（手足搐搦、癫痫发作、心律失常、肌无力），及随后体重的严重下降。

诊断要点：为了确诊，必须具备下列条目。

（1）持续存在进食的先占观念，对食物有种不可抗拒的欲望；难以克制的发作性暴食，患者在短时间内吃进大量食物。

（2）患者试图以下列一种或多种手段抵消食物的"发胖"作用：自我引吐；滥用泻药；间断禁食；使用某些药物如食欲抑制剂、甲状腺素制剂或利尿药。当糖尿病患者出现贪食症时，他们可能会无视自己的胰岛素治疗。

（3）精神病理包括对肥胖的病态恐惧，患者为她/他自己制定了严格的体重限度，它远低于病前合宜的或医师认可的健康的体重标准。患者多有（但并非总有）神经性厌食发作的既往史，两者间隔从数月至数年不等。既往厌食症可能表现得很充分，也可能以轻微潜隐的形式表现，如中度体重下降和/或短暂停经史。

包含：贪食症（NOS）
　　　神经性食欲亢进

鉴别诊断：神经性贪食必须与下列情况鉴别：①导致反复呕吐的上消化道障碍（无特征性精神病理）；②人格的普遍异常（进食障碍可能与酒精依赖及轻微违法行为如扒窃并存）；③抑

郁障碍（贪食患者常常体验到抑郁症状）。

（四）暴食障碍诊断标准

近年来，暴食障碍越来越受到关注，有调查结果显示暴食障碍在女性的终生患病率为 3.5%，远高于厌食症（0.9%）和贪食症（1.5%）的终生患病率，多项研究认为暴食障碍是一种独立的疾病，有别于非清除型神经性贪食。由于国内关于暴食障碍的认识尚浅，本版指南涵盖暴食障碍的内容并不多。我们需要增加对这类疾病的关注，随着认识的加深，不断补充有关暴食障碍的诊治内容。

在 ICD-10 中暴食障碍是"伴有其他心理紊乱的暴食"；在 CCMD-3 为"其他或待分类非器质性进食障碍"，未列出相应诊断标准，在 DSM-Ⅳ中仅作为一个例子被列入"未加标明的进食障碍"。DSM-5 将暴食障碍单列出来，成为进食障碍中与神经性厌食和神经性贪食并列的一种独立的疾病。

DSM-5 暴食障碍诊断标准见附录。

（五）鉴别诊断

1. 与消化科疾病鉴别 不少进食障碍患者以"不能进食"或"难以控制的呕吐"而反复就诊于消化科，甚至个别患者在没有查明器质性疾病的情况下就进行了"胃切除"手术。单纯的躯体症状治疗，并不能解决患者的根本问题。因此，临床医生要注意，对于存在进食困难或反复呕吐症状的青少年或成年早期女性患者，在进行了全面的器质性因素检查且不能明确病因的情况下，需要高度警惕进食障碍的可能。由于这是一种心理生理障碍，需要及时转诊精神科。

2. 与重性精神障碍鉴别 还有不少患者因"宁死不吃"被视为存在"妄想"，或者因服用有精神活性物质成分的减肥药出现一过性的幻觉或妄想体验，而被误诊为重性精神障碍。因此，对于比较消瘦的年轻女性患者，如果突然出现幻觉或妄想体验，需要重点询问有无减肥药物的使用情况，有无对于食物和体重的过度关注情况，以防误诊。

3. 神经性厌食和神经性贪食的区别　神经性厌食和神经性贪食的相同点在于两种疾病都存在对体重增长的病态恐惧以及对体型的扭曲认识，两种疾病的患者都可能出现"暴食"行为、都会采取一些抑制体重增长的病态进食行为。两者的不同点有以下几个方面。

（1）起病年龄不同：神经性厌食患者往往起病于青少年和成年早期，13~14岁、17~18岁是两个起病高峰年龄段。而神经性贪食患者则起病稍晚，多起病于青少年晚期和成年早期。

（2）体重预期值和病前体重范围不同：绝大多数的神经性厌食患者目前体质指数和体重预期值都低于或者远远低于正常范围，而神经性贪食患者则不同，她们大多能够把体重维持在正常或接近正常范围，对于体重预期值也接近正常或在正常范围。回顾病前体重时可以发现神经性厌食症患者的体质指数往往低于正常，而神经性贪食症患者病前体质指数正常或偏高。

（3）暴食行为在两者中的表现不同：厌食症患者的暴食行为是在长期节食后继发食欲亢进，之后改变进食策略，仍以节食为主。但间歇性、计划性暴食行为是暴食之后采取诱吐或其他抵消行为来避免体重增长，她们常常为"暴食却不胖"而得意；另外，厌食患者的暴食多数是在对周围环境不满的情况下发生，多不刻意隐蔽、隐瞒，她们暴食的目的往往是为了证明自身的价值感、为控制自己与他人的关系或为了引起他人的关注。而贪食患者的暴食行为往往是难以自控的，患者往往给自己制定的是正常食量的进食计划，但是在进食过程中常常由于难以自控而出现暴食行为，暴食后患者也会采用诱吐或其他抵消行为，但是他们并不为此得意，相反常常会为自己的失控行为而自责、后悔、愧疚，甚至会采取自伤行为来惩罚自己。

(4) 异常进食行为的动机和目的不同：神经性厌食患者的动机和目的是以食物和进食行为控制自己与他人的关系或为了引起他人的关注而进行的行为；而贪食症患者的暴食常常是隐蔽的，多出现在患者不良情绪发生时。患者暴食主要是对自己不满意，希望通过暴食来解决自己的心理冲突，他们这一行为往往具有发泄性质，往往难以顾及暴食行为对自己的人际关系起到的破坏作用。

(5) 两者的心理特征不同：①从心理冲突看，厌食症患者的内心冲突往往是被压抑和被忽略的，患者常常把焦点都集中到了食物上，他们即使出现了不良情绪，也常常难以用语言陈述来表达，他们更多的是采取极端地行为来表达情绪。而贪食症患者内心冲突往往更外显、更突出、更严重，并且多数贪食症患者对自身的病情有清晰地把握和认识，他们常常能够讲述自己的内心痛苦，虽然有些患者也会采取一些极端的行为，但是事后他们都能深刻地反省和领悟。②从心理发育特征来看，厌食症患者比贪食症患者更不成熟，也不愿意变得成熟，他们通常企图维持和巩固自己孩童的地位和角色。而贪食症患者则心理年龄相对成熟，他们的理智和情感的成熟程度往往更为一致，他们更期望被别人看作成人，被平等对待，他们期望自己能够处理和解决尽可能多的冲突和问题。

(6) 两类疾病患者的人格特征不同：厌食症患者多刻板拘谨、情感内敛、自控力强，而贪食症患者则多情感外露、自控力差。因此，厌食症患者更常见回避型人格及强迫型人格特征，而贪食症患者则更常见边缘型、依赖型和表演型人格特征。

(7) 两类疾病患者共患的精神障碍的种类不同：厌食症患者往往更易共患焦虑谱系障碍和情绪障碍，贪食症患者往往更容易共患情绪障碍并出现滥用物质的行为。

(8) 从治疗的角度，两者的治疗动机、依从性也不尽相同：厌食症患者往往更不愿意改变，因此在治疗过程中，他们常常是被动的，阻抗性较大，往往很难与心理治疗师建立有效的治疗关系。而贪食症患者大多数能够认识自身的问题和困境，因此他们常常主动求治，在治疗过程中也就相对容易和心理治疗师互动并建立有效的治疗关系。

五、进食障碍的病程和预后

对神经性厌食患者和神经性贪食患者的病程和预后难以清楚描述。原因有以下几点：①现有诊断标准对于神经性厌食和神经性贪食没有明确的定义。很多进食障碍治疗机构中有非常多的不符合这两个诊断标准的进食障碍患者，即所谓"阈下进食障碍"或"不典型进食障碍"。②神经性厌食和神经性贪食之间可能存在诊断重叠，因此增加诊断的难度。③神经性厌食和神经性贪食有多种可能的预后。④大量的研究没有充分考虑时间跨度对于病程和预后的影响，或者仅是基于临床就诊病例得出结论，造成样本选择偏差。

图4-1简单显示进食障碍的一部分预后和时间点，还有其他的预后如阈下进食障碍、死亡等。

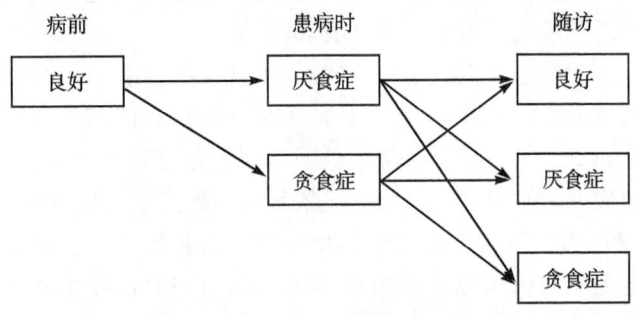

图4-1 进食障碍的预后和时间点

(一) 神经性厌食的病程和预后

神经性厌食的病程和预后变化很大，有时甚至是致命的，或者是严重的慢性的过程。不同的随访研究由于因随访时间以及随访人群不同，结果差异较大。一般来说，短期的研究结果比长期随访的结果要好一些，例如死亡率随着随访时间延长而提高。住院治疗患者比门诊治疗患者预后差、到精神科就诊者比到综合医院就诊者预后差，原因可能是住院患者以及到精神科就诊者病情比较严重。

神经性厌食 10 年内随访结果显示：50%的患者达痊愈、15%的患者仍有某些症状，但不符合诊断标准，15%的患者转为神经性贪食，10%的患者仍符合神经性厌食诊断标准，另有10%的患者死亡。我国大陆地区一项针对住院神经性厌食患者的随访表明，康复患者比率为 56.1%，明显好转患者比率为 33.3%，好转患者比率为 5.3%，恶化或未变患者比率为 5.3%。这些资料主要来源于对临床就诊病例的调查结果，因为临床病例常病情更严重、患病时间更长或者存在并发症，所以这些预后期望不那么乐观，但值得临床医生参考。

在神经性厌食随访过程中，需要特别注意的是，一部分患者会转为正常体重的神经性贪食。转为神经性贪食的患者表面看起来是厌食症正在恢复，但实际上还是处于不正常状态。在某些方面来讲，这种转变是从一种可见的进食障碍（厌食症状）转为不可见的进食障碍（贪食症状），贪食症状患者的一些表现更容易被亲属、朋友和医疗人员忽视。这种转变一般在神经性厌食发病后的 1~2 年内发生，在发病 5 年后几乎不会发生转变。

神经性厌食患者死亡率较高，明显高于非厌食症者。一些资料证明，青年女性神经性厌食患者的死亡率是社区中同年龄段女性死亡率的 12 倍，是患有其他精神障碍女性死亡率的 2 倍。死亡率随着病程的延长而逐渐增加，1995 年一项 Meta 分析表明每十年死亡率增加5.6%。随访20年以后，神经性厌食患者死亡率高达20%。死因主要是严重营养不良、全身感染或自杀。

与预后良好有关的因素有：发病年龄小、病程短、不隐瞒症状、不幼稚，能够改变对自己的评价。而预后较差则与病程长、体重过低、病前不良人格特征、病前家庭关系不和睦、社会适应差、暴食、呕吐、有导泻行为、治疗效果不好、强迫、抑郁、冲动或癔症表现等有关。其中有导泻行为的神经性厌食患者是并发严重内科疾病的高危人群。

一般来讲，青少年患者的预后较成年人为好，其中年龄较轻者比年龄稍大者预后好。但是，关于这些预测因素的结果不一致，而且对短期预后的预测较长期预测好。起病年龄越小，越容易恢复，而且更不容易发展为贪食性行为，如出现暴食、呕吐、滥用泻剂等。具有非典型特征的神经性厌食患者预后较好。

很多从神经性厌食的疾病状态恢复的个体仍残余一些该病的特点。例如尽管体重恢复到正常水平，但患者对体重仍比较在意，甚至把体重维持在正常水平的下限；仍然存在厌食症的主要心理特点，如做事走极端、追求完美等。即使在那些体重恢复、月经恢复、预后较好的患者中，有些人也持续存在其他精神症状，包括抑郁、社交恐怖症状、强迫症状和物质滥用。神经性厌食患者常独居，或者不结婚。即使结婚，也比同年龄、同性别的人群生育率低。她们更常出现人工流产或者更容易意外流产，可能与厌食症伴发的生育能力下降以及担心体重或者对性心理成熟的恐惧等心理状况有关。

（二）神经性贪食患者的病程和预后

神经性贪食病程也呈复发和缓解交替的特点。有关神经性贪食的自然病程或长期预后尚不明确，但是神经性贪食的转归也表现出与神经性厌食类似的特点。10年内随访研究结果总结显示70%患者痊愈；20%患者部分缓解（即症状明显减轻，已不符合诊断标准）；10%患者仍持续符合神经性贪食的诊断标准，预后差。

该病的复发率较高，有研究发现治疗成功后6个月至6年内的复发率为30%~50%。所以神经性贪食患者可能需要长期治疗，以减少复发。

贪食症患者的死亡率比厌食症低，有研究显示贪食症死亡率低于1%。

影响神经性贪食预后：治疗开始时心理社会功能较好、症状较轻或门诊治疗患者，提示其预后较好。而病前社会功能差、进食障碍症状严重、频繁呕吐、需住院治疗、伴发精神疾病或社会支持不良的患者，提示预后欠佳。

很多病情达到缓解的神经性贪食患者也残余该病的一些特点，包括对体型和体重的过分关注，倾向于限制饮食、过分在意负性情绪所致多食（常采用清除方式）、自信心差等症状。一般来说，体重倾向于轻度增加，但差异很大。

总的来说，从未就诊或从未被强迫就诊的社区患者，由于他们病情较轻，可能自行痊愈，预后可能更好。有证据显示，给予神经性厌食和神经性贪食患者适当治疗能明显改善预后。

六、临床量表的应用

进食障碍的评定量表对于辅助诊断和制订治疗计划是非常重要的。按照量表作用不同分为以下几个方面：①临床访谈量表；②自评量表；③辅助检查量表。

（一）临床访谈量表

临床访谈的目的是对患者的进食习惯、目标以及病史中相关因素进行了解。有时应对患者和家庭成员分别进行访谈以判断患者报告的真实性。有必要对患者的行为、相关的认知因素以及每一个问题行为的后果进行调查。例如：应该具体标明厌食症患者担心吃后导致体重迅速增加而拒绝的食物，以便在后续的暴露治疗中应用该食物减少患者对这类食物的恐惧。

1. **进食障碍检查**（eating disorder examination，EDE）
EDE是评估进食障碍认知和行为症状的结构式访谈，并可用于做出符合《美国诊断与统计手册第四版修订版》（DSM-IV-TR）标准的进食障碍诊断。该工具现被认为是评估和诊断进食障碍的金标准，得到广泛的研究与应用。所有EDE访谈者都必须接受访谈技巧和评分概念的特殊训练才能使用该量表。EDE含有4个亚量表，分别从饮食限制（restriction）、进食顾虑（eating concern）、体型顾虑（shape concern）及体重顾虑（weight concern）四个方面去评估进食障碍的核心心理病理特征。每个亚量表分数代表该方面症状的严重程度，四个亚量表分数的平均值表示进食障碍严重程度的总分。此外，EDE还评估暴食及体重控制行为的频度，如暴食的次数、限制饮食的天数等。最后，根据EDE中诊断项目所提供的信息，访谈者可依照DSM-IV-TR标准做出进食障碍的诊断分型。EDE访谈一般需要45~75min。

2. **Yale-Brown-Cornell进食障碍量表**（yale-brown-cornell eating disorder scale，YBC-EDS） 该量表为半定式访谈问卷，是由耶鲁大学医学院Mazure CM等1994年编写。该量表分为三部分，第一部分包括65项症状检查和19个问题，涉及患者与食物、进食行为、运动、体重和体型有关的带有强迫性特色的18个仪式动作和先占观念的分类。在评定中分别记录现状（近1个月内）和过去（1个月以前）的症状存在情况。从某种角度可以反映患者症状发展的轨迹及趋势。第二部分包括10个条目20个问题评价这些症状对于患者的干扰和影响，并以量化表示严重程度，评定患者想要改变的动机。第三部分，包括3个条目整体临床评估，包括症状的严重度，疗效（用于第二次访谈及以后），确定量表评估的可靠性。这个量表需要专业人员进行调查。整个量表评定完成需要 15~25min。该量表在国外研究中表现非常好的效度和信度。该量表填写简单，能够很好地评估患者进食障碍症状的严重程度。

3. 进食障碍随访表（Morgan-Rusell scale） 该量表为国际上使用较多的有关神经性厌食患者临床结局的评估工具，是由 Morgan 等 1988 年编制的，分为食物摄入（A）、月经情况（B）、精神状态（C）、性心理状态（D）、社会心理状况（E）和均分（S）六个因子，对患者的临床结局进行分别和总体的评价。量表总共有 14 项条目。各条目得分范围 0~12 分，得分越高表示患者临床结局越好。该表使用方便，且评定者并不需要专门的培训，题目数目相对较少，可用于大规模的流行病学调查。为了提高评定的准确性，应分别评定患者及另一名重要知情人（通常是父母），计算平均值。国内已对该量表进行了初步信效度评估。

（二）自评量表

自评量表是让受评者自己按照量表内容要求，提供关于自己心理（内隐行为）、行为及个人社会经济背景材料的报告，量表的内容通常为一系列陈述句或问题。该类量表主要特点为项目数量多，项目描述清晰，内容较全面，了解的信息量大，而且可以团体实施。但受评者报告自己行为时常常会带有某些偏向。

1. 进食障碍问卷（eating disorder inventory，EDI-1） 该量表从认知行为以及心理方面对厌食或贪食行为进行评定，是由 Garner 于 1983 年编制。包括八个分量表，其中对瘦的追求、贪食、对身体不满意这三个分量表对有关进食、体重和身材的态度以及行为进行评定；另外五个分量表即无效感、完美主义、对他人不信任、内省、成熟恐惧评定的是与进食障碍有关的一些临床心理问题。1990年，Garner又将EDI-1量表增加了禁欲主义、冲动调节、社交不安全感三个分量表（共27个条目），形成EDI-2量表，但后者并不如前者应用那么广泛。EDI-1量表总共有64项条目。每条目均为六级：总是、经常、时常、有时、很少、从不。有两种对这些级别的赋值方法：一种是采用6、5、4、3、2、1方法；一种是3、2、1、0、0、0，即这种方法将"有时""很少""从不"均赋值为0分。得分越高，表示问题越严重。填写该量表一般需5~10min。国内已有信效度研究。

2. **进食态度测验**（eating attitudes test，EAT） EAT比较简单，主要衡量厌食症状，不能反映厌食症或贪食症患者多维的心理生理表现，而且该量表不能将厌食症与贪食症区分开。香港地区已经有评定标准，大陆地区尚缺乏相关资料。该量表有两个版本，即EAT-26、EAT-40。EAT-26应用较广泛。填写该量表一般需5~10min。

3. **进食障碍检查问卷**（the questionnaire version of the eating disorders examination，EDE-Q） EDE-Q为EDE的自评版本，沿用EDE四个分量表结构，包括饮食限制（restriction）、进食顾虑（eating concern）、体型顾虑（shape concern）及体重顾虑（weight concern），评定这四种进食相关态度的发生频率，另有6道题评定进食相关行为的发生频率。该量表将评估时间限制在28天之内。填写该量表一般需8~10min。最新的EDE版本是EDE6.0版，已用于国内患者测试，信效度资料尚待发表。

4. **进食障碍问卷**（eating disorders questionnaire，EDQ）
EDQ是Mitchell等1985年编写的自评量表，涉及进食障碍的症状、相关症状、时间和治疗等问题。填写该量表一般需45~60min。

(三) 评估共病症状的量表

进食障碍患者常伴有抑郁、焦虑、强迫、人格障碍、物质滥用等问题。所以除对患者的进食问题进行评估外，还需对这些共病症状进行评估，从而更全面地了解患者。

1. Beck 抑郁问卷（Beck depression inventory, BDI） BDI 是最常用的抑郁自评量表，由 Beck 于 1967 年编写，包括 21 个条目，用以评定抑郁的严重程度，适用于成年人。因为涉及抑郁以及多种躯体症状，所以常应用于进食障碍的临床评定。

2. 症状自评量表（symptom checklist 90, SCL-90） 此表由 Derogatis LR（1975 年）编制，包括 90 个项目，包含比较广泛的精神病症状学内容，如思维、情感、行为、人际关系、生活习惯等。通常是评定一周以来的情况，为五级评分。该量表可辅助用于对进食障碍患者进行症状学评定，但由于特异性低，随着各种新量表不断推广应用，该量表使用越来越少。

(四) 焦虑自评量表（self-rating anxiety scale, SAS）和抑郁自评量（self-rating depression scale, SDS）

SAS 和 SDS 常被用来评估进食障碍患者共患的焦虑和抑郁情况。

(五) 明尼苏达多相个性调查表（Minmesota multiphasic personality inventory, MMPI）

MMPI 是个性调查工具，于 1943 年由美国 Hathsway SR 和 Mckinley JC 设计并出版，我国在宋维真主持下，对 MMPI 进行了研究、修订和使用，并于 1989 年确定了 MMPI 的中国标准。该量表常用来对进食障碍患者的人格进行测查，从而反映患者的心理状态和特征，为医生提供帮助。

（六）耶鲁-布朗强迫量表（Yale-Brown obsessive compulsive scale，YBOCS）

该量表是 1989 年由 Goodman WK 等开发的用于评定强迫症症状严重程度的半定式评定量表。对于进食障碍共病强迫症患者，可使用该量表对患者强迫症状进行评定，不仅可更全面了解患者病情、相关影响因素等，还有助于对疗效的评估。

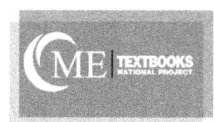

进食障碍的治疗

第5章

一、总体治疗目标

虽然进食障碍可以有神经性厌食、神经性贪食等不同的表现形式，但总体治疗目标是一致的。

(1) 尽可能地去除严重影响躯体健康的异常进食相关行为，恢复躯体健康。对于神经性厌食的患者，意味着恢复进食，增加热量摄入，恢复体重和内分泌功能（女性患者恢复正常的月经和排卵，男性患者则恢复正常的性欲和激素水平，儿童和青少年恢复身体正常发育及第二性征发育）；对于神经性贪食症的患者，意味着尽可能减少和消除暴食和清除行为，恢复身体内环境的稳定。这目标也适用于有暴食清除行为的神经性厌食患者。

(2) 治疗躯体并发症。这不仅包括处理由于营养不良和营养紊乱带来的各种躯体问题，还包括在营养重建过程中患者可能出现的再喂养综合征。

(3) 提供关于健康营养和饮食模式方面的教育。尽管进食障碍患者关注食物，包括营养成分、热量等信息，但那是属于病理性的关注，表现为尽力回避"发胖"食物成分和减少热量摄入。所以，对进食障碍患者提供有关健康营养和饮食模式的知识非常必要，可以帮助患者改变前述病理性的关注。

（4）帮助患者重新评估和改变关于进食障碍的核心的歪曲认知、态度、动机、冲突及感受，促进患者主动配合和参与治疗。即便是已经清楚意识到疾病的危害，进食障碍患者在主动配合和参与治疗方面也可能经常陷入矛盾状态，所以促进和维护患者的治疗动机本身就是治疗目标的一部分。

（5）治疗相关的精神问题，如情绪低落、焦虑、情绪不稳、冲动控制障碍、强迫观念和行为、自伤自杀等问题。这些问题可能继发于营养不良，也可能是精神疾病共病，需要进行相应的处理。

（6）通过提供照料者指导和家庭治疗来争取家庭的支持。进食障碍多起病于青少年和成年早期阶段，其发病多与家庭因素有关，治疗也不可避免受到家庭环境和家庭成员的影响，所以在治疗中须帮助家庭成员提高其应对能力，改善家庭互动模式，使家庭成为支持进食障碍治疗的有利因素。

（7）防止复发和恶化。进食障碍是一种容易慢性化和反复发作的疾病，治疗中需把巩固维持疗效作为持续的目标。

二、治疗原则与策略

（一）多学科协作治疗的原则

进食障碍是一种同时并发躯体和心理损害的疾病，在治疗方面常需要多学科的协作。需要参与协作的专业人员通常涉及精神科医生、内科/儿科医生、营养师、心理治疗师、心理咨询师和社会工作者。

根据治疗场所的不同，可由不同的专业人员起到主导协调的作用。负责为患者治疗的专业人员应熟悉进食障碍常见的躯体问题和精神心理问题，掌握一般性的处理原则，清楚在什么情况下需要会诊或转诊。

如果在精神专科进行治疗，不论住院还是门诊，都应在精神科医生指导下进行；如因其他躯体问题在综合医院诊治，则内科医生应做好协调会诊工作；如治疗发生在诸如大学心理咨询中心等机构，则治疗师或咨询师应了解患者需要进行会诊和转诊的时机并及时安排协调。各个专业学科之间的沟通对于准确评估患者、及时调整治疗计划以及确定各个成员的专业角色和任务是非常必要的。

(二) 全面评估的原则

对进食障碍患者的治疗始于全面的评估，包括躯体状况、精神状况、进食相关的症状和行为的评估与监测，安全性的整体评估（包括躯体风险和自伤自杀风险）以及家庭系统的评估。一个完整的评估经常需要几个小时，对于儿童和青少年的评估，除了家长，把和患者经常在一起的学校老师以及健康专业人士也纳入资料搜集过程中是非常重要的。

医生应对患者进行全面的体格检查，计算体质指数，实施必要的实验室检查，以确定患者的躯体风险；关注患者的自杀观念、计划、意图冲动、强迫性自伤行为，以提高其安全性；患者的精神状况包括抑郁、焦虑、物质滥用情况以及动机、人格特质和人格障碍，对于治疗过程和结局有很大的影响，详细地评估可为下一步的综合治疗方案提供依据。

评估和监测进食相关的症状和行为包括：对患者的身高和体重的完整回顾；节食和暴食以及运动形式的变化；导泻和其他抵消行为；对体重、体型以及进食的核心态度和相应的精神状态；有无进食障碍或者其他精神障碍家族史，如酒精和其他物质滥用障碍；有无肥胖的家族史；家庭成员之间的相互影响以及家庭成员对于进食、运动和外形的态度等。另外，了解家庭中的应激事件并处理，有利于患者的康复。

对于神经性厌食儿童和青少年，家庭成员参与治疗是必需的。对于成年患者，家庭成员的参与治疗可能有用，但需要具体情况具体分析，有时配偶或伴侣参与治疗是必要的。

（三）综合治疗的原则

由于进食障碍病因和临床特点的特殊性，在治疗方面始终应以提供综合治疗为原则。综合治疗应包括营养治疗、躯体治疗、精神药物治疗和社会心理干预。营养治疗包括营养咨询和营养重建；躯体治疗包括针对进食障碍各种躯体并发症的处理以及在营养重建过程中出现的各种躯体并发症的处理；精神药物治疗是针对进食障碍的精神病理现象及共病问题进行的对症治疗，包括抗焦虑药、抗抑郁药、心境稳定剂、抗精神病药等；社会心理干预包括心理教育、个别治疗、团体治疗、家庭治疗等干预手段，是根据对进食障碍社会心理学的病因和发病机制的解释发展而来的一些干预方法。上述治疗干预在疾病的不同阶段侧重点不同，但整个治疗过程中都需定期评估患者的生理和心理状况，据此调整治疗策略。综合治疗原则对于促进疾病缓解和防止复发都是至关重要的。

（四）治疗场所的选择

根据进食障碍患者病情的不同，治疗发生的场所可能涉及专科医院的住院部、门诊部，综合医院的急诊、住院部，以及一些心理治疗机构（包括大学的心理咨询中心）。进食障碍的治疗要有专业人员的参与，按照专业方案进行，但因为专业治疗资源分配不均衡，发展不完善，所以建议非专科治疗机构能与专业机构和人员建立联系，即利用联络会诊机制，及时取得专业的建议和指导，必要时通过转诊帮助患者得到良好的治疗。本指南在这里详细描述的是关于精神专科医院住院治疗和门诊治疗的选择。

在专科医院接受住院治疗和门诊治疗的主要差别在于治疗的强度。住院治疗意味着患者将在一个具有保护性和限制性的环境里以自愿或非自愿的形式接受包括营养支持、精神科和内科治疗在内的全面干预，相对稳定、有效地获得躯体和心理行为方面的康复。住院治疗还可分为封闭式治疗和开放式治疗，封闭式意味着环境中的限制性更强，对患者行为的约束力更强，可视为治疗强度最大的一种治疗形式；开放式则相反，更多依赖患者自觉配合治疗方案的能力，其治疗强度可视为介于封闭式住院治疗和门诊治疗之间。门诊治疗意味着患者将在门诊定期接受躯体和精神方面的检查评估、营养咨询、心理咨询和治疗、相应的药物治疗等，就诊过程中形成的饮食、行为和用药方案由患者（及家人）来实施，疗效很大程度上取决于患者（及家人）的合作能力（合作能力明显受病情严重程度的影响）。门诊的治疗强度与治疗频率有关，强化的门诊治疗指每周3~5次门诊进行心理行为治疗干预，每次时间在1~3小时不等，常规的门诊治疗指一周一次或更低频次的门诊随访，治疗强度相应减低。

判断患者所需要的治疗强度，须全面考虑患者的整体躯体状况、心理状况、行为以及社会环境等综合因素，而不能仅仅通过一两个指标比如体重来决定。个体的理想健康体重、体重下降的速度、心功能以及代谢状况是最重要的指标，但其他心理社会指标也很重要。

住院治疗适用于：①摄入量急剧减少或持续减少的患者；②已经在门诊经过充分治疗而体重仍在下降的患者；③出现应激事件、进食行为受到干扰的患者；④目前体重又到了导致病情波动的低限的患者；⑤出现了有住院治疗指征的精神科并发症的患者；⑥在监督稍宽松的环境下会拒绝和抵制参加治疗的患者；⑦如果患者因为地域限制或资源缺乏，导致难以开展有效的门诊治疗，也可以选择住院治疗。

应在躯体情况不稳定前就住院治疗,主要的指标为异常的生命体征[如明显的直立性低血压,伴有立位较卧位脉搏增加20次/分或直立时血压下降20mmHg,心动过缓(心率<40次/分)或心动过速(心率>110次/分),或者不能维持核心体温]以及异常的体格检查或实验室检查。为了扭转对于生长发育潜在的不可逆转的影响,建议门诊治疗效果不理想(不能达到理想体重和恢复发育,包括内分泌指标如月经来潮)的儿童和青少年接受住院治疗。

即使患者的生理指标经过治疗已经稳定,但是如果患者没有达到接受低强度治疗的生物-心理-社会标准和/或因为地域或其他原因而难以开展合适的低强度治疗时,患者仍需要继续以住院形式来接受治疗。体重水平永远不能作为终止住院治疗的唯一标准。

在不同治疗强度之间调整时,治疗的连续性非常重要。如果一个患者要从一个治疗环境或场所转换到另一个治疗环境或场所,变更后的治疗计划中,需要明确的内容有新的治疗环境、场所,治疗团队以及重新与患者商定具体的合约。建议参加初步治疗的临床医生以协作者身份参与到变更后的治疗计划中,以保证治疗的连续性,密切关注治疗相关的重要问题。

大部分病情不复杂的神经性贪食患者并不需要住院治疗。贪食症患者的住院治疗指征包括:没有能力进行门诊治疗,伴随严重的躯体并发症(如代谢异常、呕血、生命体征的改变、不能控制的呕吐),自杀行为,患有进食障碍以外的其他需要住院治疗的精神障碍,如严重的酒精或药物依赖/滥用。

那些体重严重低于正常标准且有迫切治疗动机的患者,如果病程较短、家属能积极配合,是可能从门诊治疗中获益的。但这些只有在他们被严密监督的情况下才会获益,而且他们自身和家属都应知道如果短期内不能取得治疗上的持续进展时,就需要更加严格的治疗环境。严密的监督包括至少每周1次在患者排便后穿着同样的衣服（如病号服、标准运动服、家居服等）测体重。对那些有清除行为的患者，必须定期监测血电解质水平，尿比重、生命体征以及口腔温度也必须作为常规测量指标。

（五）法律问题

依据《中华人民共和国精神卫生法》第三十条，对于那些已经造成严重躯体损害，甚至危及生命的进食障碍患者，在监护人同意的情况下可以实施非自愿住院治疗；如果监护人不同意住院，需由监护人负责对患者实施看护，保障其安全。非自愿住院治疗对于保障那些不愿接受治疗的进食障碍患者的安全是必要的，因为他们的躯体情况已经危及生命。

（六）临床处置路径与流程

精神科专业门诊→全面评估（躯体状况、精神状况、进食障碍症状、风险、家庭支持系统）→决定治疗场所（综合医院、精神科门诊、精神科住院）→营养治疗、躯体治疗、精神科治疗、社会心理干预→评估疗效，决定下一步治疗方案。

三、营养治疗

对于限制型神经性厌食（远远低于标准体重）的患者，营养治疗的目标就是恢复体重，使饮食模式正常化，获得对于饥饿和饱胀的正常感知以及治疗由营养不良导致的生理和心理的后遗症；对于神经性贪食（体重接近正常及正常范围）的患者，营养治疗的目标是纠正暴食-清除的恶性循环模式或暴食-节食的紊乱进食模式，减轻节食的程度和损害，减少暴食的冲动，使饮食模式正常化；对于伴有暴食清除行为的神经性厌食患者，营养治疗则包含了上述两个部分。

（一）神经性厌食的营养治疗

1. 制订健康目标体重 开始治疗时就应与患者公开讨论目标体重的问题，但也要慎重考虑患者对于体重增加的极大恐惧。常用的原则是通过评估告知患者需要恢复的理想体重，然后协商阶段性的目标。有时可以推迟与患者讨论，直到其不再对目标体重极度恐惧。

一般来讲，临床上操作性较好的目标体重可先设定为正常体重的低限，在亚洲成年女性推荐为体质指数至少为 18.5 kg/m^2（正常范围为 18.5~23.5 kg/m^2）。而患者个体化的健康体重差异往往较大：女性患者的健康目标体重是月经周期和排卵期恢复正常时的体重；对于男性患者来说，是睾丸功能恢复正常时的体重。对于以前曾经有正常月经和排卵的女性患者，临床医生可以将健康体重定为其身体、心理功能都比较活跃时的体重。在一项对100例神经性厌食青少年患者的研究中，恢复月经来潮时的体重大约比月经消失时的体重增加2kg；在达健康体重的90%时，86%的患者重新出现月经。对于儿童和青少年，应参照生长发育曲线制订健康目标体重。结合青少年患者的月经史和骨骼测量、父母的平均身高和骨架评价、青少年生长曲线，来判断现在年龄的个体"预期"体重的适宜范围。

2. 营养重建方案 对于显著低体重的个体，营养重建至少要经历三个阶段——稳定化阶段、恢复阶段、巩固维持阶段。稳定化阶段的目标是纠正患者的脱水、水和电解质平衡，阻止体重进一步下降和促进体重初步恢复，稳定生命体征；恢复阶段的目标是增加热量摄入，恢复正常的饮食结构，保证体重稳定恢复；巩固维持阶段的目标是维持体重，练习自主进食和自我监控。

（1）稳定化阶段的营养方案：本阶段应保证患者每日热量摄入在1400~1500cal，建议分5~6餐完成（3次正餐，2~3次加餐）。根据患者躯体状况和心理承受能力，食物内容可包括普通食物和/或营养补充剂（如安素、能全力等），并可以根据患者的躯体反应进行调整。这一阶段应严密监测患者的出入量、生命指征和实验室相关指标，尤其是电解质水平，防止出现再喂养综合征。有些患者同时需要控制饮水量，在改善脱水的前提下防止和/或减轻水中毒的发生及严重程度（详见再喂养综合征的治疗）。患者本阶段的体重变化差异可能很大，有些患者会因为脱水的纠正或发生水肿出现明显的体重增加，另一些患者则可能因水肿的消退表现为体重下降，部分患者体重变化不大。稳定化阶段持续时间可在 2~4 周。

（2）恢复阶段的营养方案：本阶段以逐渐增加患者热量摄入，保证患者体重稳步恢复为目标。恢复体重的速度在住院情况下以 1~2kg/周为宜，门诊则以 0.5~1.0kg/周为宜。为保证体重的恢复，患者的热量摄入需要在维持基本代谢需求的前提下，额外摄入热量 1000cal/d，这意味着每日总热量摄入至少在 2200~2500cal。随着患者的康复进程，其体重增加和基础代谢率提高，体重增长的速度会变慢，需要的热量摄入会相应增多，最多可达 3500cal/d。建议这样的体重增长方案一直持续到体重恢复至目标体重乃至健康体重为宜，即女性恢复规律月经，所需时间常为数月。

（3）巩固维持阶段的营养方案：本阶段以维持体重，学习自我监控和维持进食为目标。这个阶段患者开始练习如何自我安排饮食和自我监控，保证足够的热量摄入以维持健康体重。热量摄入通常为 1800~2500cal，具体因个体代谢水平和运动消耗水平不同而不同（通常男性患者所需热量更高）。

3. 营养方案的实施 营养重建计划应在共情、包容的氛围中进行。医生要向患者传递这样的信息：我们要照顾你，即使你因疾病不能照料自己时也不会让你死去。在使用可能使患者反感的干预时，医生应当清楚地表明他们并非想控制他/她，也不带有惩罚的目的。治疗计划应包括一些积极的支持性治疗（比如一些特别待遇）和消极的支持性治疗（比如要求卧床休息，限制运动，限制一些特权如会客、打电话）；当目标体重和其他目标实现时，应当减少或结束消极的支持性治疗，加强积极的支持性治疗。具体实施可分为患者自愿基础上的合作治疗和非自愿基础上的保护性干预两种。在整个方案实施过程中，持续的监测和评估、调整计划和计划实施的方式是必要的。以合作的方式还是保护性干预的方式进行营养重建，必须根据患者合作能力的改变及时做出调整。在这个过程中，专业人员须不断努力与患者共情，争取患者的合作。

（1）患者在自愿基础上的合作治疗：由专业人员、患者和家人一起协商进行。

1）讨论和执行进食计划是营养方案实施的关键部分：营养方案按照患者治疗的不同阶段（见上）而定，专业人员可以帮助保证选择的食物符合该阶段的营养需求，鼓励患者在食物中包含所有的主要食物类别。为保证所需热量摄入，有时还必须采取配方营养。鼓励患者扩展食物种类对于避免进食障碍患者中常见的严重挑食现象非常重要。要考虑并和患者讨论食物过敏史、宗教和文化习俗，以纠正患者认为其挑剔饮食合理的想法。除了热量摄入的增加，患者可常规补充维生素及矿物质。对持续呕吐的患者应当监测血钾。低钾血症应当口服或静脉补钾。

2）讨论和执行运动计划也是营养方案实施中的必要部分：躯体活动量应当与患者食物的摄入量、能量的消耗相适应，也要考虑骨骼中无机物的浓度和患者的心脏功能。对于那些严重低体重的患者，应该严格限制运动并经常监督和监测。一旦达到安全的体重，运动计划的焦点应该放在身体健康上，而不是消耗能量上。对健康的关注应该与恢复患者与其身体的积极关系相联系，帮助他们控制并从躯体运动中获得快乐，而不是被强迫。运动计划应该包括那些多人参加的、令人愉快的运动，而且这些运动结局不是由消耗能量或者改变体重、体型的时间来决定的，如羽毛球、排球、乒乓球等。

3）发现和处理患者在改变中的困难：事实上，临床医生普遍认为，对于体重和体型的歪曲认知是很难改变的，过度运动和强迫性运动是患者最难以减少的行为。对于难以接受体重增加、体型改变从而难以做出行为上的改变的患者，医生应该帮助他们改变。心理教育、动机促进等方法都被证明有效。

随着体重的恢复，临床医生应该预计到患者情绪和焦虑症状的变化以及体型的变化。临床医生应告知患者在他们体重增加时会出现什么变化。在体重恢复的最初阶段，由于营养不良导致的淡漠、嗜睡可以得到缓解。但是，当患者开始恢复并感觉身体变胖时，尤其是接近令他们恐惧的体重数值时，他们也许会出现焦虑、沮丧的情绪，易怒和偶尔的自杀念头。那些消极情绪、与食物无关的难以摆脱的想法或强迫行为尽管不能根除，但随着体重的持续增加，通常会减少。

4）发现和处理营养重建过程中的躯体问题：体重增加会改善大部分半饥饿状态的生理并发症，包括电解质水平、心功能、肾功能、注意力的恢复，但也可能出现一些躯体问题。再喂养初期也许会出现轻度的短暂的液体潴留。那些突然停止清除行为如呕吐、使用缓泻剂和利尿剂的患者也许会在几周内出现明显的液体潴留，可能是由于与慢性脱水有关的醛固酮水平升高导致水、钠的潴留。再喂养时水肿和胃胀气也频繁发生。

患者因营养不良而伴随胃排空延迟时，也许会感到腹痛、腹胀。便秘可以用大便软化剂改善，有时便秘会发展成顽固性便秘，极少情况下患者会出现急性肠梗阻。随着体重的增加，患者出现粉刺、乳房触痛。患者因身体外形的改变而不开心和沮丧。处理这些轻微不良反应的方法有：小心地再喂养，频繁的体格检查，事先告诉患者再喂养可能会引起水肿等。

对于严重的营养不良患者（体重小于他们健康状态时体重的70%），如果再喂养速度太快，尤其是在肠内给养或者胃肠外给养的同时伴有经口进食增加的情况下，患者可能会出现严重的再喂养综合征。该综合征包括低磷、低镁、低钙和液体潴留以及维生素 B_1 减少。据报道，在医院治疗的青少年中再喂养综合征的发生率大约6%。过快的再喂养、鼻饲或者肠外营养可能会非常危险，因为这样可能引起严重的液体潴留、心律失常、心力衰竭、呼吸衰竭、谵妄、癫痫、横纹肌溶解、红细胞功能障碍甚至死亡，尤其是那些体重极低的患者。在这样的病例中，磷、镁、钾的补充是必要的。

除了监测电解质、矿物质水平，在再喂养过程中，常规医疗监测包括评估生命体征，监测食物和水的出入量，监测水肿，监测是否体重迅速增加（可能是由于初期液体摄入过多），是否有充血性心力衰竭、胃肠道症状。对于营养极度不良（低于标准体重的70%）的儿童和青少年建议监测心功能，特别是在晚上。

（2）患者非自愿基础上的保护性干预：有些患者完全认识不到自己的疾病，不认为有治疗的必要，或者在进食时饱受罪恶感的折磨，即便进食是为了维持生命。少数情况下医生不得不接过维系生命、照料患者的责任，采取保护性的干预措施。这些措施主要包括鼻饲、静脉营养、空肠胃管、胃造瘘术。一般来说鼻饲优于静脉输液。在某些方案中，对于那些合作的儿童患者，也使用额外的每晚鼻饲进食促进体重增加。尽管其耐受性较好，能缩短儿童患者的住院时间，但这种方法目前并不是常规使用的。有些患者赞成鼻饲，特别是年轻患者，他们可能会感到解脱，因为他们知道自己正在被照顾，而且他们自己不愿进食，但愿意接受医生帮助进食。即使采用此方法，也不能放弃让患者恢复正常的进食方式。所有的胃肠营养仅仅在极少数情况和危及生命的情形下才可短暂采用。

强迫鼻饲或胃肠外营养都会伴随着大量的危险。当有必要进行鼻饲时，临床经验表明连续的喂养（也就是在24小时内持续泵入）可能比一天3~4次集中喂养更少导致新陈代谢异常或患者不适，而可能更容易被患者接受。在患者抵触和频繁地拔除鼻饲管的一些困难情形下，可以用外科手术插上胃管或空肠管以替代鼻饲。如前所述，迅速再喂养可能引起严重的再喂养综合征，而且对于消瘦、有潜在免疫缺陷的神经性厌食患者进行胃肠外营养会有感染的风险。因此，这些干预性治疗不应常规使用，除非在患者不愿意以及对经口进食不能配合的时候或当患者的健康、身体的安全受到威胁时才考虑使用。考虑使用非自愿强迫进食时，应慎重考患者治疗过程中的环境因素、家属意见，相关的法律、道德因素。

如果所采用的干预性治疗对神经性厌食患者是一种强迫，医生应该考虑这种干预对治疗的潜在影响，特别是对保持支配感是治疗关键的患者。护理人员必须清楚治疗目的，并具备对患者被强迫的感受的共情能力，这点非常重要。护理人员不应该给患者留下这种印象——她们是在使用某些强制手段逼迫患者进食，而应让患者感觉到，这是在为保障患者的健康和生存所进行的必须治疗的一部分。

在过去的几年中，对神经性厌食患者进行强制进食的道德规范存在大量的争议。对那些严重营养不良和处于严重医学危险中的儿童和青少年必须强制再喂养，如果必要可采取非自愿进食，但在他们认知功能改善时应尽一切努力争取患者的合作，在这一点上医学界已达成共识。

在面对慢性神经性厌食成人患者和他们的家属时，医生常面临道德和临床的两难境地。通常原则是对于合作的患者采用人性化的治疗；对于那些由于精神障碍使其判断力受损的患者，如果强制干预治疗可能取得更好效果时则不得不采用强制干预。

（二）神经性贪食的营养治疗

神经性贪食患者一般都存在与节食、暴食、清除的循环交替饮食模式相关的营养紊乱。营养康复最初的着眼点应在于帮助患者建立一套规范的饮食计划，这有助于减少节食的发作频率及由节食引发的暴食和清除。治疗中，营养的摄取应该足够，因为大部分神经性贪食患者的体重是正常的，营养的再摄取就不再是治疗的重心了。但正常的体重（或正常的 BMI）并不代表正常的身体功能，也不代表摄取的营养是合理的。另外，尽管神经性贪食患者的体重从统计学上来看在正常范围内，但很多患者的体重低于生物学上的正常点（不是患者的健康体重），所以为了心身的稳定还需要增加体重。很多神经性贪食患者都存在月经不规律，在已有的研究中发现，改善月经功能仍未得到系统评估。所以，即使是对于正常体重患者而言，营养咨询同样是其他治疗方法的有效辅助手段，由此减少与进食障碍相关的行为、减少对食物的限制、增加食物种类、促进有别于强迫锻炼的健康生活模式。

四、躯体治疗

进食障碍需要特殊治疗的躯体并发症及其可能原因见表 5-1。临床上可针对原因进行治疗，遵循多学科协作治疗的原则是治疗成功的关键（见本章多学科协作治疗的原则）。

（一）血液系统问题

进食障碍患者常表现为贫血或血细胞减少。处理原则如下。
（1）定期检查全血细胞计数、红细胞沉降率和 C 反应蛋白。
（2）营养支持治疗，纠正营养不良。轻微的全血细胞减少症可不予处理，加强营养治疗是关键。

表5-1 进食障碍需要特殊治疗的并发症及其可能原因

躯体症状	可能原因
口腔溃疡	核黄素缺乏
牙龈出血或血管脆性增加	维生素C缺乏症
皮肤干燥,尤其是手掌和脚底	锌缺乏
眼球震颤或眼肌瘫痪	Wernicke脑病
头脑混乱或记忆力差	药物毒性,低钠血症,镁/磷/维生素B_{12}/葡萄糖/维生素B_1缺乏
对称性肢体近心端肌无力	镁/钾/磷/钙缺乏
抽搐	低血糖,撤药反应,药物毒性,低镁血症,节律障碍
意识丧失或昏迷	低血糖,药物过量,Wernicke脑病,脑桥中央髓鞘溶解
手足抽搐症的Chvostek征、Trousseau征,或腓总神经症状	镁/钾缺乏,碱血症
灼痛	周围神经疾病
感知觉减退,周围神经疾病	维生素B_{12}缺乏,维生素B_1缺乏,营养不良,压迫性神经病
足下垂	腓总神经压迫
二尖瓣脱垂	见于17%的健康年轻女性,体重降低会加重症状
心律失常	低钾/钠/钙,自主神经功能紊乱,Q-T间期延长,血容量不足,甲状腺功能亢进
直立性低血压	血容量不足
水肿	再喂养综合征,低蛋白血症
腹部压痛	顽固性便秘,肠系膜上动脉综合征,胰腺炎
骨痛	骨折,应力性骨折,骨软化

(3) 贫血治疗：血红蛋白低于70g/L时可补充铁剂。

(4) 白细胞减少症治疗：白细胞低于3.0×10^9/L时可予升白胺、利血生等。

（二）闭经

闭经处理原则如下。

(1) 促进体重恢复：月经恢复的前提是体重恢复。对闭经的成年女性而言，排除心理因素，只要体内脂肪含量达到体重的22%左右，90%的患者月经周期可恢复正常。

(2) 雌孕激素人工周期替代疗法：是否使用人工周期作为神经性厌食症患者的辅助治疗手段，应根据体重恢复情况及卵巢功能状况来考虑。人工周期替代疗法需由妇科专家指导或转介妇科治疗。在妇科治疗的过程中仍需要提醒患者，月经自发恢复的前提是营养改善和体重恢复，否则，一个疗程人工周期结束后仍会出现闭经。

（三）消化系统问题

1. 胃排空障碍和胃肠功能紊乱 处理原则如下。

(1) 排除消化道器质性病因。

(2) 分析病因，针对性处理，如低钾血症者纠正低血钾，服用泻药者停用泻药等。

(3) 评估胃肠功能水平，根据结果调整再喂养速度和营养支持方案，循序渐进，促进消化道功能恢复。

(4) 保证体重稳步恢复：进食障碍患者的大部分胃肠功能紊乱的症状源于营养不良，症状会随着体重增加而缓解，所以促进和保证体重恢复是根本性的治疗。

(5) 对症治疗：促动力药物多潘立酮或甲氧氯普胺可以减少腹胀、腹部不适感和食管反流。多潘立酮或甲氧氯普胺剂量相当，都从5mg开始，逐渐加至20mg以缓解症状，于餐前15～

30min 给药。这两种药都有锥体外系不良反应，但是多潘立酮只有小部分能够通过血-脑脊液屏障，所以引起不良反应较小，可作为首选。根据症状以及胃黏膜炎症状态，可以选择使用质子泵抑制剂等抑酸治疗；对于消化效率减低的患者，也可考虑随食物添加消化酶制剂；益生菌制剂对于维持肠道微生态稳定、预防感染和消化道功能恢复有益。

（6）严重而持续的胃肠道症状应及时请营养科和消化科会诊，给出进一步处理意见。

2. 便秘 处理原则如下。

（1）积极改善营养，恢复体重：因为随着饮食规律和体重恢复，排便功能会逐渐改善。多数患者在体重增加 4~5kg 后，排便功能自然恢复。

（2）非常规给予肠道黏膜刺激性泻剂：刺激性泻药虽然使用后 6h 左右即可排便，但长期使用后会损害直肠肌丛，使直肠肌肉疲软无力，出现顽固性便秘。部分通便药物中含有蒽醌这种化学成分，长期食用后，在结肠黏膜下有黑色素沉着，容易形成结肠黑色病变。

（3）酌情药物对症治疗：在患者开始恢复饮食初期，由于胃肠道功能较差，可能出现腹胀和便秘，甚至发展成顽固性便秘和急性肠梗阻，故保持大便通畅非常重要。通常选用具有养生作用的缓泻剂（如乳果糖），辅以肠道益生菌制剂以及改善肠道动力的 5-羟色胺 4 受体激动剂等作为基础治疗。必要时，按需临时使用比沙可啶等刺激性泻剂，或者使用开塞露、灌肠等实现即刻排便。

（4）顽固性便秘者可以服用容积性泻药：在保证每天液体入量在 2000ml 以上的基础上可合并服用容积性泻药，如乳果糖、聚乙二醇等。此外，还可服用复方芦荟胶囊、外用开塞露等，但不要长期依赖这种药物，注意促进患者自身生理功能的恢复。如能明确为出口梗阻性排便障碍，还可以推荐生物反馈治疗等更进一步的治疗手段。

（5）选择精神类药物时应避免使用具有较明显胆碱能拮抗的药物。

3. 肝功能异常　约1/3的住院进食障碍患者的肝功能指标包括氨基转移酶和胆红素等升高。进食障碍患者也可能存在高胆固醇血症。处理原则如下。

（1）一般来说，如果没有感染或自身免疫系统疾病，肝功能指标升高无须特殊处理，改善能量供给状态后会逐渐恢复。

（2）如果在饥饿状态下间接胆红素水平升高，还需排查Gilbert综合征（遗传性非结合胆红素血症）等的可能。

（3）规律进食，改善营养。

（4）纠正进食行为异常，包括反复暴食、呕吐等症状。

4. 高淀粉酶血症、胰腺炎和腮腺增生　大多数的高淀粉酶血症是呕吐引起的，而不是胰腺炎。再喂养或暴食可能会引发胰腺炎，如果进食障碍患者的血浆淀粉酶水平高于正常值的3倍以上，同时伴随腹部疼痛，应考虑急性胰腺炎的可能性。处理原则如下。

（1）明确病因，注意鉴别，对因治疗。

（2）控制反复暴食、呕吐症状。

5. 上消化道出血　进食障碍患者可能由于并发胃十二指肠溃疡或频繁呕吐造成食管贲门黏膜撕裂，引起上消化道出血。处理原则：同4. 高淀粉酶血症、胰腺炎和腮腺增生的处理原则。

6. 胃扩张和穿孔　胃扩张一般发生在暴食后，同时伴有呕吐和上腹部疼痛。但因一半以上的进食障碍患者存在呕吐和上腹部疼痛的消化系统表现，胃扩张的诊断很难被确诊。处理原则如下。

（1）明确病因，给予相应的治疗。多数情况下发生胃扩张的进食障碍患者只需对症治疗，缓解症状；少数情况如胃壁血液循环发生障碍,导致局部坏死和胃穿孔,需要急诊手术治疗。

(2)控制、减轻暴食症状,包括减少暴食次数和暴食时的进食量。

(四)再喂养综合征

再喂养综合征是指给予营养不良患者再喂养(经口、肠道内或肠道外)时发生的有致命危险的水和电解质紊乱。再喂养综合征是具有潜在致命危险的临床状况,需要住院接受专业医疗服务。

因为再喂养综合征的发生与患者病情严重程度、症状特点、再喂养的速度和方式等直接相关,所以对再喂养综合征的处理包括预防和治疗两个部分。

1. 再喂养综合征的预防

(1)了解再喂养综合征发生的危险因素,对患者进行个体化的风险评估。危险因素包括:长期慢性营养不良的患者;能量摄入很少或无能量摄入的时间超过10天的患者;体重下降迅速的患者;有大量酒精摄入、肥胖,随后体重明显下降的患者,包括减肥手术后的患者;有利尿剂、导泻剂和胰岛素滥用史的患者;再喂养前存在电解质异常,尤其是低磷血症的患者。

(2)认识到再喂养综合征可以发生在任何年龄的患者当中。

(3)存在再喂养综合征风险的患者应当由具有进食障碍专业知识或在进食障碍领域中受过特殊训练的医生治疗。

(4)对可能存在再喂养综合征或有发生风险的患者进行住院治疗并严密监测(再喂养综合征是导致营养不良的进食障碍患者死亡的一个重要原因)。

(5)根据评估的风险水平严格控制再喂养的速度和方式,尽量避免胃肠外营养。

(6)在住院治疗时,密切监控液体出入量以防止负荷过大,并在再喂养之前和再喂养过程中监测血电解质(钾、钠、氯、钙、镁、磷)和血糖。通常在进行再喂养的第一周,血清磷水平达到最低点。

(7) 对于电解质指标异常的患者,在喂养过程中要注意纠正水电解质平衡,在密切监测之下,喂养和水电解质平衡可以同时安全地实现。没有必要在开始喂养之前改善水电解质平衡。对于不存在电解质异常的患者,要在住院期间注意监测,因为在再喂养过程中有可能出现电解质异常。

(8) 在再喂养过程中监测患者的生命体征、心脏功能和精神状况。

2. 再喂养综合征的治疗

(1) 监测电解质(钾、钠、氯、钙、镁、磷)、血糖,记录出入水量以保持体液平衡。

(2) 放慢再喂养的速度:对出现再喂养综合征的患者,营养师应从每天800~1200cal起始给予患者营养配餐。逐渐加量,数天内加至每天1800~2200cal。

(3) 调整再喂养的方式:在预防低血糖方面鼻饲比日常进食和静脉补充更为可靠和有效。持续的鼻饲泵入较每日3~4次集中喂养更为安全有效。

病情严重的进食障碍患者的躯体治疗是一个相当困难的挑战,患者应该住院治疗,并严密监测食物和卡路里的摄入量和液体出入量。有催吐现象的患者,必须经常监测血电解质。多元化的治疗方法对治疗进食障碍是必要的。患者在内科状况恢复的同时,就需要改善相关的心理状态。

五、精神药物治疗

由于进食障碍的精神病理表现相当广泛且严重,涉及从核心的对肥胖的恐惧、对体重和体型的超价观念、对食物的先占观念,到行为上的强迫性、刻板性,情绪上的焦虑、抑郁、激惹、敌对等，很多精神药物治疗被用于处理进食障碍患者的上述症状。现有的证据提示药物治疗单独用于治疗进食障碍效果并不理想，但可用于辅助心理治疗、饮食恢复及治疗进食障碍的躯体或精神并发症，是综合治疗的一部分。由于进食障碍常始发于青春期，且临床医生往往需治疗从儿童到成年各年龄段的患者，因此本指南的精神药物治疗部分分别从青少年和成年两个年龄段提出对神经性厌食、神经性贪食和未加标明的进食障碍（EDNOS），主要是暴食障碍的治疗建议。

（一）神经性厌食的精神药物治疗

药物治疗神经性厌食的循证基础非常有限，迄今为止尚无明确的证据证实药物对神经性厌食患者的体重增长或核心症状有显著改善作用，因此不建议将药物治疗作为治疗神经性厌食的单独或主要方法。

神经性厌食的精神药物治疗主要用于减轻患者的焦虑或激惹、敌对等情绪症状，以协助饮食恢复和心理治疗或缓解相关的并发症。对于神经性厌食患者的抑郁、焦虑或强迫特征的并发症的处理，应谨慎使用药物治疗，因为这些并发症可能单靠体重增加就能缓解。如果神经性厌食患者在体重恢复正常后仍有贪食、抑郁、焦虑或强迫症状，则可以考虑应用抗焦虑抑郁等药物。

目前研究神经性厌食的药物治疗随机对照试验（randomized controlled trials，RCTs）主要集中在成年神经性厌食患者上，至今尚无精神药物用于未成年神经性厌食患者的疗效的随机对照研究。

当使用药物治疗神经性厌食患者时，应慎重考虑药物治疗的不良反应，特别是心脏方面的不良反应。对有心脏并发症风险的神经性厌食患者应避免使用可能损害心脏功能的药物；如果必须使用，则应进行心电监测。另外，安非他酮在神经性贪食患者中有引起癫痫发作增加的报道，所以不建议用于神经性厌食患者，尤其是伴有贪食症状的神经性厌食患者。虽然尚无药物试验对 SSRIs 以外的其他抗抑郁药［如 TCAs、单胺氧化酶抑制剂（MAOIs）等］在神经性厌食患者中的疗效进行过系统对比研究，但因这些抗抑郁药更容易在营养不良的患者中引起不良反应，故应避免使用。如果没有使用选择性五羟色胺再摄取抑制剂（selective serotonin reuptake inhibitors，SSRIs）的禁忌证，应尽量使用 SSRIs。在给神经性厌食患者使用药物时，应向患者和家属提供有关药物不良反应风险的警告。

第二代抗精神病药，尤其是奥氮平、利培酮、喹硫平、阿立哌唑，已被用于少数病例，研究证据提示这些药物可能对那些需要严重的不懈地抵抗体重增加，并有严重强迫思维和妄想性信念的患者有效。尽管第二代抗精神病药比第一代的锥体外系不良反应要小，但衰弱的神经性厌食患者发生这些不良反应的风险可能高于预期风险。因此，如果使用这些药物，建议仔细监测患者的锥体外系症状和静坐不能，并常规监测这些药物的潜在不良反应。

1. 成年神经性厌食症患者的精神药物治疗

（1）抗抑郁药

1）SSRIs：因为神经性厌食患者常伴有强迫、抑郁及焦虑症状，所以 SSRIs 在临床上被用于治疗神经性厌食的患者。但需要指出的是，上述症状可能很大部分是饥饿状态的直接效应，在神经性厌食患者的营养状态改善后，这些症状也会随之好转。所以，在神经性厌食患者体重不足时一般不宜诊断精神科共患病，亦无需用 SSRIs 去控制上述症状。研究表明，对体重不足的神经性厌食患者，SSRIs 在体重、进食和情绪方面均未显示出优于安慰剂的疗效。

一项安慰剂对照研究显示，氟西汀在体重恢复的神经性厌食患者中有助于减少复发、维持体重及减轻强迫和抑郁症状。

但在另一项安慰剂对照研究中，氟西汀对同时接受认知行为治疗的神经性厌食患者并不能进一步降低体重恢复后的复发率。由于上述研究的病例脱落率均较高，对于氟西汀是否能预防神经性厌食复发还有待进一步研究。根据上述研究的报道，氟西汀在神经性厌食患者中的不良反应主要有失眠、激越、视力模糊、自杀尝试及患者可能滥用药物以促进体重减轻。

西酞普兰和舍曲林都有一些小样本的研究，可能对神经性厌食患者具有一定疗效。研究表明西酞普兰（20mg/d）在低体重的成年神经性厌食患者中虽无助于体重增加，但在用药3个月后患者的抑郁、强迫症状及冲动行为得到了明显改善。舍曲林（100mg/d）与安慰剂比较，在改善治疗依从性和增加体重方面显示一定优势。

SSRIs在神经性厌食患者中使用注意事项：除一般常规禁忌证外，为减轻对胃肠道的刺激，通常在早餐后服药。因为营养不良的患者对SSRIs的不良反应往往更加敏感，所以对神经性厌食症患者使用SSRIs时应从最小剂量开始慢慢增加剂量，需严密监测并及时处理患者对药物的不良反应。

2）去甲肾上腺素和特定五羟色胺抗抑郁药（noradrenergic and specific serotonergic antidepressants, NaSSA）：一项药物对照研究表明米氮平在促进体重恢复方面似乎优于SSRIs，且依从性优于SSRIs，但在改善抑郁和焦虑症状上与SSRIs没有显著差异。因为该药物可能引起中性粒细胞减少，且神经性厌食患者因营养不良本身就有血细胞减少的风险，所以不建议作为治疗神经性厌食的一线用药。

3）三环类抗抑郁药（tricyclic antidepressants, TCAs）：有关阿米替林的临床试验（隔天增加50mg，直至最大剂量$3mg \cdot kg^{-1} \cdot d^{-1}$）提示其在改善神经性厌食患者的贪食症状及促进体重恢复方面有一定优势，但在体重不足的患者中可引起诸多不良反应，包括嗜睡、口干、便秘、低血压、心动过速、视力模糊、尿潴留和白细胞减少。因为TCAs有引起低血压和心律失常的风险，尤其是QT间期延长，所以建议尽量避免在神经性厌食患者中使用，尤其是体重偏低、有清除行为或有自杀风险的患者。

（2）抗精神病药

1）奥氮平：研究表明小剂量奥氮平（5~10mg/d）可促进神经性厌食患者的体重增加，并改善抑郁、焦虑、强迫、攻击倾向等相关症状。

2）喹硫平：一项开放研究提示喹硫平有助于减轻神经性厌食患者与进食相关的强迫思维和抑郁症状，但对体重增加的疗效欠佳。

3）利培酮：有个别病例研究提示利培酮对神经性厌食患者的进食态度、认知偏差、激越与攻击倾向有一定疗效。

4）氟哌啶醇：一项小样本开放研究发现小剂量氟哌啶醇（1~2mg）对严格限制饮食的神经性厌食患者有促进体重增加及改善自知力的作用。

5）其他抗精神病药：氯丙嗪在早期研究中被用于促进神经性厌食患者的体重增加，但其疗效却没有得到后续研究的支持，加上该药物容易引起低血压和胃肠道不良反应，所以不宜用于对这些不良反应特别易感的神经性厌食患者。因齐拉西酮对神经性厌食患者的疗效尚未被研究过，且可能引起Q-T间期延长，故不宜用于低体重或电解质紊乱的患者。在匹莫齐特、舒必利的双盲对照研究中，这两种药物对神经性厌食患者亦未显示出优于安慰剂的疗效。

6）抗精神病药物使用注意事项：在使用抗精神病药之前，应告知患者有可能出现的胰岛素抵抗、高脂血症和Q-T间期延长。用药期间应常规监测血液生化，及时处理不良反应。尽管第二代抗精神病药比第一代的锥体外系不良反应要小，但衰弱的神经性厌食患者发生这些不良反应的危险可能高于预期风险。

因此，如果使用这些药物，建议仔细检测患者的锥体外系症状和静坐不能。此外，第二代抗精神病药增加体重的不良反应常常导致抗拒体重增加的神经性厌食患者不依从治疗，在临床上应予以特别注意。

(3) 其他精神科药物

1) 抗焦虑药：由于神经性厌食患者对进食往往存在严重焦虑，尽管缺乏证据支持，但在餐前使用抗焦虑药可能有助于减轻患者对进食的预期焦虑，提高对饮食恢复的依从性。例如，有严重进食焦虑的神经性厌食患者，在用餐前20~40min服用0.25~0.50mg劳拉西泮可以帮助缓解焦虑，协助饮食恢复。因为进食障碍患者对苯二氮䓬类药物容易形成依赖，所以在神经性厌食患者中不宜长期使用，以免产生药物依赖。

2) 其他药物：对赛庚啶（32mg/d）、可乐定、四氢大麻酚（2.5mg，2次/天）、碳酸锂等都曾进行过一些临床研究，对促进神经性厌食患者主动进食、体重增加等方面尚未发现稳定一致的阳性结果。在使用上需严格防范风险，避免药物不良作用带来损害。

2. 未成年神经性厌食患者的精神药物治疗 至今尚无随机对照研究专门考察精神药物在未成年神经性厌食患者中的疗效。因为以父母督促饮食恢复为主的家庭治疗对未成年患者有较好的疗效，且神经性厌食患者通常对药物的不良反应更加敏感，所以在治疗未成年神经性厌食患者时应首选家庭治疗。

(1) 抗抑郁药：虽无证据支持，但鉴于SSRIs的不良反应较少，安全性较高，且已被美国FDA批准用于治疗未成年患者的强迫症，如果需要对未成年神经性厌食患者使用抗抑郁药，宜优先选用SSRIs。不过，抗抑郁药在年轻患者中有增加自杀意念的风险，所以对24岁以下患者使用抗抑郁药时需警告家人可能出现的自杀倾向，并在临床上严密监测相关的迹象。

(2) 抗精神病药：已有一系列研究提示奥氮平在儿童神经

性厌食患者中可显著加快体重增加，减少进餐前后的躁动不安与焦虑；在青少年神经性厌食患者中改善患者对体型的关注，改善进食态度，可以减轻焦虑、多动及抑郁。另外，喹硫平和利培酮用于青少年神经性厌食患者的临床研究也提示对激越、攻击倾向、思维僵化、偏执观念、焦虑、与食物相关的强迫观念有一定疗效。虽然上述药物对未成年患者的安全性尚未确立，但在需要使用抗精神病药治疗未成年神经性厌食患者时，可酌情考虑应用。

（二）神经性贪食的精神药物治疗

不同于神经性厌食，神经性贪食药物治疗的研究证据相对较多，已有证据表明抗抑郁药作为初始治疗的组成部分对大多数神经性贪食患者是有效的。不过，除去 SSRIs 的证据较强外，其他药物的证据都较弱。根据现有证据，SSRIs、TCAs 和托吡酯对神经性贪食有一定疗效，其他抗抑郁药对神经性贪食症状亦可能有改善作用。迄今为止，氟西汀是 SSRIs 中研究最充分且唯一获得 FDA 批准用于神经性贪食的药物；如果缺乏有资格用 CBT 治疗神经性贪食的治疗师，建议使用氟西汀（有效剂量 60mg/d）作为初始治疗；氟西汀维持治疗还可能有助于预防复发。

因为心理治疗对神经性贪食具有较优越的短期和长期疗效，对患者的伤害性较小，所以应作为神经性贪食的首选治疗，当患者对心理治疗反应不佳或共患其他精神疾患时可考虑加用药物治疗。抗抑郁药联合 CBT 具有较高的缓解率，所以当有合格的 CBT 治疗师时，建议使用该组合作为初始治疗。因为很难预测神经性贪食患者对药物治疗的反应性，所以有时需要陆续试用几种药物才能找到对某一患者安全又有效的药物。

由于神经性贪食患者自我伤害的可能性增加，用药时需考虑药物过量的风险。另外，神经性贪食患者常自行使用非处方药物，这些效用不明的药物有可能会与处方药物出现不良的相互作用，在临床中应特别注意。

1. 成年神经性贪食患者的精神药物治疗

（1）抗抑郁药：现有证据表明，SSRIs、TCAs、MAOIs 及 SNRIs 等在短期内均有助于减少神经性贪食患者的暴食和清除行为，在安慰剂对照研究中各种抗抑郁药对暴食和呕吐的减少率可达 30%~75%。还有证据表明，抗抑郁药对伴有明显抑郁、焦虑、强迫、冲动控制障碍或对心理治疗反应不佳的神经性贪食患者有进一步疗效。其中，SSRIs 治疗神经性贪食的有效性证据最多，不良反应也最少，建议为首选用药。相比之下，TCAs 和 MAOIs 药物不建议作为神经性贪食患者的首选治疗药物。

当神经性贪食患者使用抗抑郁药疗效不佳时，应询问患者服药与清除行为的间隔时间，还应注意患者对药物治疗的依从性。有时往往需要陆续试用几种药物才能找到对某一患者有效又可耐受的药物。抗抑郁药停用 4~6 个月后神经性贪食的复发率达 30%~45%，因此，维持治疗很重要，大多数临床医生建议连续使用抗抑郁药治疗至少持续 9~12 个月。

1）SSRIs：氟西汀是治疗神经性贪食有效性证据最多、不良反应最少，且目前唯一获得美国食品和药品监督管理局（Food and Drug Administration，FDA）许可治疗神经性贪食的药物。氟西汀对门诊神经性贪食患者的饮食限制、食物关注、体重顾虑及体型不满等意识亦有改善作用。在比较氟西汀与心理治疗的研究中，单独心理治疗的疗效要优于单独氟西汀治疗，氟西汀联合 CBT 具有最高的缓解率，所以心理治疗仍应作为治疗神经性贪食的首选治疗，但如果缺乏有资格用 CBT 治疗神经性贪食的治疗师，建议使用氟西汀作为初始治疗药物；当有合格的 CBT 治疗师时建议用该组合作为初始治疗。研究还提示，氟西汀可能有助于预防神经性贪食的复发。由于神经性贪食容易复发，大多数临床医生建议连续使用抗抑郁药治疗至少持续9~12个月。

一般来讲，治疗神经性贪食的SSRIs剂量要高于治疗抑郁症的剂量，如氟西汀的推荐用量是60mg/d。因为神经性贪食患者对60mg/d的氟西汀耐受性较好，所以临床上可使用推荐的最大剂量，然后根据患者对药物的不良反应向下调整剂量。但由于氟西汀对中国神经性贪食的人群尚无剂量方面的临床研究，建议使用时仍从小剂量开始，根据不良反应和疗效进行药物加减。氟西汀在性功能方面的不良反应较为常见，60mg/d的剂量还常常引起失眠、恶心、无力等不良反应。

舍曲林是另一个唯一在一项小型随机对照研究中证明对神经性贪食有效的SSRIs，且该药物是少数可以安全应用于未成年患者的抗抑郁药。

2）TCAs：一项安慰剂研究表明，地昔帕明（200~300mg/d）与安慰剂相比有助于神经性贪食患者减少暴食和呕吐现象，改善对进食和体型的态度，减轻抑郁和焦虑症状，但在暴食和清除的戒除率及临床医生评定的抑郁程度上并无优于安慰剂的疗效。此外，地昔帕明组的患者体重有明显减轻，对体重正常或偏低的神经性贪食患者并不适用。

TCAs在神经性贪食患者中常见的不良反应包括镇静、便秘及口干，其中阿米替林还易引起体重增加。另外，伴有抑郁及自杀倾向的神经性贪食患者有较高TCAs过量中毒的风险，有清除行为和电解质紊乱的神经性贪食患者则对TCAs的心血管不良反应更加敏感。

3）MAOIs：一项研究发现溴法罗明（平均剂量175mg/d）与安慰剂相比有助于减少呕吐，但对暴食、认知偏差、体重、抑郁及焦虑则没有明显改善作用。

MAOIs在神经性贪食患者中的主要不良反应是食物与药物相互作用引起的血压突然升高，所以在用药前必须对患者强调在饮食中避免酪氨酸的重要性。

(2) 抗癫痫药：小型对照试验已证明抗癫痫药托吡酯（平均剂量100mg/d）的疗效，与安慰剂相比可明显减少暴食和清除现象，减轻对体型的不满情绪，改善瘦身动机及进食态度。另外，托吡酯还有助于减轻焦虑，减低体重，但对抑郁症状并无明显改善作用。虽然在药物研究中托吡酯的不良反应率较低，但临床上报道过少数服用托吡酯的神经性贪食患者在剂量增加过快时出现了找词困难和感觉异常现象，所以只有在其他药物证明无效时才使用。此外，因为托吡酯对神经性贪食患者可造成体重减轻，所以不适用于体重正常或偏低的神经性贪食患者。

(3) 抗焦虑药：虽然焦虑可能成为暴食的诱因，但抗焦虑药对神经性贪食患者的疗效并没有经过系统研究。鉴于神经性贪食患者有物质滥用的倾向，故在这类患者中应慎用苯二氮䓬类及其他容易形成依赖的药物，尤其是同时患有酒精滥用的神经性贪食患者。

2. 未成年神经性贪食患者的精神药物治疗 与未成年神经性厌食患者的药物治疗相似，关于药物治疗在未成年神经性贪食患者中有效性的证据也很少。鉴于一些精神科药物在年幼患者中的安全性较差，心理治疗对神经性贪食又有较好的疗效，所以药物治疗不应作为未成年神经性贪食患者的首选治疗方法。如果需要使用药物治疗，则应对患者及家长进行药物的不良反应教育，并密切监测可能出现的严重不良反应。

一项对青少年神经性贪食患者的开放性研究发现氟西汀（60mg/d）可有效减少暴食和清除行为，而且没有明显的药物不良反应。氟西汀已得到美国FDA批准用于治疗未成年抑郁症患者，所以在需要使用抗抑郁药治疗未成年神经性贪食患者时，氟西汀可作为首选药物。此外，舍曲林也是少数可以安全应用于未成年患者、对神经性贪食患者有效的抗抑郁药。同未成年神经性厌食患者一样，抗抑郁药在年轻神经性贪食患者中也有增加自杀倾向的风险，所以对24岁以下患者使用抗抑郁药需警告家人可能出现的自杀倾向，并在临床上严密监测相关的迹象。

托吡酯对成年神经性贪食患者有一定疗效，虽然还没有在未成年进食障碍患者中进行有效性和安全性的系统研究，但该药物已被美国FDA批准用于治疗10岁以上的癫痫患者。因此在必要时对未成年神经性贪食患者可考虑使用该药物进行治疗。

（三）未加标明的进食障碍的药物治疗

除暴食障碍外，其他未加标明的进食障碍（EDNOS）的治疗尚缺乏循证指导，所以对不完全符合诊断标准的阈下神经性厌食或阈下神经性贪食患者，推荐临床医生考虑遵循与符合全部诊断标准的患者相似的治疗方案。

1. 成年暴食障碍患者的精神药物治疗 多种药物在短期内均可帮助暴食障碍患者有效减少暴食，但其中不少药物可引起严重的不良反应，且长期疗效不明确。对少部分暴食障碍患者仅使用抗抑郁药治疗可能就够了。鉴于心理治疗对暴食障碍有较好的短期和长期疗效，且安慰剂效应在暴食障碍药物治疗中较为明显，所以心理治疗应作为暴食障碍的首选治疗。当暴食障碍患者对心理治疗的疗效不佳或共病其他严重的精神疾病，可考虑加用药物治疗，但应注意预防严重的不良反应。

（1）抗抑郁药：有证据表明抗抑郁药（西酞普兰、艾司西酞普兰、氟西汀、氟伏沙明、舍曲林、文拉法辛、度洛西汀、瑞波西汀）至少可短期减少暴食障碍患者的暴食行为，伴有有限的体重减轻。其中SSRIs的证据支持最多，药物的剂量通常在推荐范围的高限，通常耐受性较好。与神经性贪食相似，大多数应用SSRIs治疗暴食障碍的研究使用了推荐的最大剂量或接近最大剂量。TCAs（地昔帕明、丙咪嗪）虽可减少暴食障碍患者的暴食行为，但对大多数病例不能大幅减轻体重，此外，由于严重的不良反应，TCAs 不建议作为暴食障碍药物治疗的一线选择。

虽然大多数研究没有报道随访的数据，但提供随访数据的研究显示停药后患者的暴食常常复发。此外，因为 SSRIs 在其他精神疾病患者中有时会导致体重增加，尤其是长期使用这类药物，所以在临床上应注意监测这一不良反应。

（2）食欲抑制剂：西布曲明至少在短期内对抑制暴食有效，并有明显减轻体重的作用。尽管研究显示芬氟拉明和右芬氟拉明能明显减少暴食频率，但这两种药物会增加心脏瓣膜变形和肺动脉高压的风险，因此已被禁止使用。

（3）抗癫痫药：有三项研究表明托吡酯有助于暴食障碍患者抑制暴食，促进体重减轻。但其不良反应可能限制该药物在一些个体中的使用。

2. 未成年暴食障碍患者的精神药物治疗 因为认知行为治疗对暴食障碍的疗效与药物治疗相当，且缺乏药物治疗在未成年暴食障碍患者中的有效性研究，在治疗未成年暴食障碍患者时应首选心理治疗。另外，SSRIs、托吡酯、奥利司他、阿托西汀对成年暴食障碍患者有一定疗效，且已获得美国 FDA 许可在未成年患者中治疗其他精神疾患，所以在需要用药物治疗未成年暴食障碍患者时，可优先考虑应用上述药物。

六、心理治疗

（一）认知行为治疗

认知行为治疗（cognitive-behavioral therapy，CBT）是循证有效的治疗进食障碍的心理治疗方法之一。在欧美等国家，CBT 用于神经性贪食的研究较早，循证证据比较充分，以 CBT 治疗神经性贪食的手册或指南不断进行着更新和发展。近年来，随着对神经性厌食、暴食障碍研究的增加,越来越多的证据表明,CBT是对进食障碍谱系确切有效的心理治疗方法。根据在英国两个进食障碍治疗中心(牛津和莱斯特)多年的潜心实践和研究,适应证扩展到了所有的进食障碍类别(根据DSM-Ⅳ),如神经性厌食、神经性贪食、未加标明的进食障碍(包括暴食障碍)等,并提出了跨诊断(trans-diagnostic)治疗的概念,患者包括了儿童、青少年、成年,来自于门诊、住院或日间医院。目前在北美、欧洲、澳大利亚都有广泛用于进食障碍治疗的CBT指南或手册,并发展出患者可以使用的自助手册。

1. CBT原理对进食障碍的解释 CBT强调并运用认知模型诠释患者歪曲的、适应不良的、功能障碍性的思维,认为患者对事件的负性评价,即负性自动思维,影响了患者的情绪和行为,思维、情绪、行为之间的关系是相互影响、相互强化。Beck通过个案概念化(case conceptuliazation)解析个案,将核心信念、中间信念、补偿策略、情境下的自动思维、情绪、行为、生理反应联系起来,解释患者症状的来龙去脉,对每个患者都可以通过个案概念图来表示案例解析的过程(case formulation)(图5-1),并由此制定更详尽的治疗计划。

对进食障碍患者而言,厌食、贪食、暴食、导泻或催吐等是紊乱的行为,引起这些紊乱行为的原因是由于患者存在功能障碍性的思维,过分看重自身的体型、体重,自我评价非常低,缺乏掌控感和认同感,为此感到十分痛苦,为补偿自我的低自尊、低认同感,患者企图通过控制进食、获得理想的体重和体型来获得成就感、价值感、认同感、掌控感等,在问题行为的基础上,造成了患者躯体诸多的变化,患者的愿望显然很难实现,由此形成恶性循环。

2. CBT在进食障碍中的地位与疗效评价

(1)神经性厌食:在厌食症急性期,特异性的心理治疗(包括CBT)对促进患者体重增加的干预效果并不确定。反而是

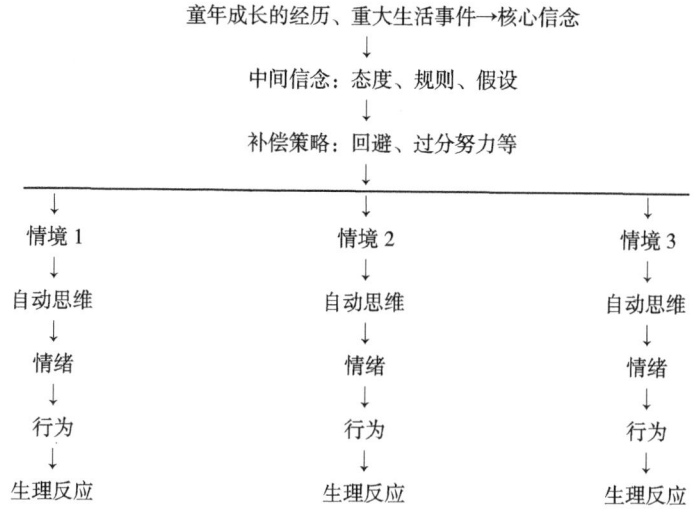

图 5-1 个案概念图

非特异性临床治疗（由专业人士传授有关神经性厌食症相关知识并给予建议、支持和教育的一种比较全面的临床处理）可能更加有效。

当患者体重增加后，CBT 的效果得到了明确肯定，在维持疗效和防止复发方面明显优于营养咨询。对住院治疗的青少年厌食症患者，针对进食障碍的认知行为治疗能有效改善体重和病理心理，并在治疗后 12 个月疗效仍能保持。

（2）神经性贪食：目前认为，神经性贪食的一线治疗是心理治疗，而其中针对神经性贪食的认知行为治疗是研究证据最为充分的有效治疗。Fairburn 和他的研究团队 2008 年出版了跨诊断治疗所有进食障碍的 CBT-E，在神经性贪食的治疗上与其他心理治疗（主要指人际心理治疗、行为治疗）和药物治疗相比，有着更优的疗效和更好的依从性，能够显著减少贪食、清除暴食行为，改善患者对体型、体重看法，同时能够改善其他的共病症状，如情绪障碍等，长期的随访观察（平均 5.8 年）

显示上述疗效能够巩固存在。英国、澳大利亚等国家有关进食障碍防治指南中的CBT部分都是参照Fairburn的治疗指南完成的。

团体CBT也被用于治疗神经性贪食。团体治疗可以帮助患者更好地处理疾病的羞耻感，获得同伴的反馈和支持。有研究显示，与个别CBT相比疗效相当或稍差。

通过使用自助手册形式进行的CBT也被证实有效，虽然尚无大量的循证依据，但此种治疗形式对于那些不能获得充足医疗资源的患者来说或许可以发挥更大的作用。

（3）暴食障碍：研究表明，CBT同样可以适用于暴食障碍的治疗，50%暴食障碍患者通过CBT治疗能达到痊愈，同时存在的特定进食障碍的病理心理也能得到改善（如对体型、体重的过度关注，抑郁，心理社会功能方面的症状等），推荐作为暴食障碍的一线治疗方法。

与神经性贪食相似，CBT自助手册对暴食障碍也有一定的疗效。

3. CBT的治疗目标

（1）神经性厌食：神经性厌食患者由于过分关注体型、体重，害怕发胖，导致体重减轻并带来躯体功能的系列变化，以致严重营养不良、水和电解质平衡紊乱、器官功能衰竭等，甚至危及生命，所以神经性厌食的CBT目标分为以下几个阶段。

1）初期目标：建立健康、规则的进食习惯，改善饮食结构，增加体重，增加对治疗的依从性，改善家庭成员对疾病的认知。

2）中期目标：改善对体型、体重、自我价值等方面的负性认知，进一步规范巩固健康的饮食模式。

3）后期目标：处理其他方面的社会心理问题，如人际关系问题（包括家庭关系）、婚恋问题、学习工作方面的问题等，处理抑郁、焦虑等共病，巩固疗效，预防复发。

(2) 神经性贪食：神经性贪食患者最主要的症状是发作性暴食、极端控制体重的行为（如引吐、导泻、滥用药物等），常常伴有明显的情绪症状，体重轻度减轻或正常。治疗目标分为以下几个阶段。

1) 初期目标：建立健康的饮食规则，减少发作性贪食；减少极端减轻体重的行为，如引吐、导泻、滥用减肥药物或通便药物等。

2) 中期目标：改善对体型、体重、自我控制能力等方面的负性认知，进一步规范巩固健康的饮食模式。

3) 后期目标：处理其他方面的社会心理问题，改善情绪，解决现实生活中的问题，改善人际关系，巩固疗效，预防复发。

(3) 暴食障碍：暴食障碍患者主要的症状是控制不住地摄食行为，常常导致肥胖，社会心理功能明显受损。因为其进食方式与神经性贪食症类似，其治疗目标与神经性贪食有共同之处。

1) 初期目标：建立健康的饮食规则，减少暴食，增加控制感。

2) 中期目标：改善对体型、体重、自我控制能力等方面的负性认知，进一步规范巩固健康的饮食模式；对肥胖进行干预，以健康的方式减肥。

3) 后期目标：处理其他方面的社会心理问题，处理暴食障碍的促发因素，如负性情绪、负性应激生活事件等，改善人际关系，巩固疗效，预防复发。

4. CBT 的临床操作

(1) 治疗设置：神经性贪食、暴食障碍的 CBT 通常需要 20 次左右的访谈，神经性厌食则需要 40 次左右的访谈，每次访谈时间为 50~60min，每周 1~2 次，可采取个体治疗或小组治疗的形式，通常认为个体治疗的形式更优。

(2) 治疗过程及技术：应尽量按照进食障碍 CBT 操作手册

或指南进行规范化治疗，这样才能对患者提供更有效的帮助。所有进食障碍的CBT在临床操作技术上都有共通性，需要根据患者的诊断、症状、病理心理的特征制定具体的、个性化的治疗计划和治疗策略，根据共性和个性，制定相关的治疗计划与步骤。下面就进食障碍不同类别的CBT操作共性与个性进行阐述。

1）收集信息，充分评估，完成治疗设置：此阶段与患者及家庭成员交流，充分收集患者的疾病信息，可借助于科学规范的评估工具协同完成访谈和评估，如半结构化的进食障碍测查访谈、自我报告、自我监测方法等。评估需要达到两个目标：①诊断性评估——收集资料，描述患者的症状，做出恰当的诊断。在此过程中，需要了解患者的各种信息，包括：一般资料、当下呈现的问题/症状、家庭背景、个人成长经历等，同时也需要了解有无并发症、共病、严重或危险的医学问题、自伤或自杀的风险、需要住院与否、是否适合进行心理治疗等多方面的信息；②个案概念化评估——用认知行为的术语对患者的症状进行初步描述，评估进食障碍患者症状发展的来龙去脉，如自动思维、核心信念、中间信念、补偿策略等，提出治疗假设。

2）动机激发和心理教育：进食障碍的患者，尤其是神经性厌食患者，通常在就诊早期并不认可自身的疾病状态，对治疗的主动性、参与性和积极性不高，治疗依从性低。加之患者家庭成员之间的关系可能存在问题，加大了治疗阻抗。没有患者的积极参与，任何心理治疗效果都会大打折扣。为让患者尽早积极地接受治疗，需要激发患者的治疗动机。

加强心理教育就是激发治疗动机的重要内容，心理教育的内容常常包括关于进食障碍和CBT两方面的知识：①进食障碍对躯体、心理功能的影响；②关于体重的常识，BMI和正常体重的意义；③清除行为控制体重的无效性；④节食、贪食行为的相互转化；⑤患者对自身体重、体型的看法以及这些看法对症状起到的重要作用；⑥了解 CBT 的主要内容、形式、完成家庭作业的必要性；⑦CBT 的疗效；⑧CBT 的推荐书目，如自助治疗手册等。

3）建立治疗关系：与其他所有疾病的 CBT 治疗一样，治疗师和进食障碍患者之间是同盟的治疗关系，强调患者在治疗关系中的积极作用，鼓励患者成为治疗的主人，积极合作的治疗关系是 CBT 发挥成效的开始，这样才能够完成规范进食行为、增加体重的计划，良好的治疗关系也能进一步激发患者的治疗动机。而能否建立同盟合作的治疗关系，需要治疗师的引导和努力。首先，治疗师需要遵循尊重、热情、真诚、共情、积极关注等一般性原则，能够耐心倾听患者的陈述，理解患者的感受和行为，接纳和尊重患者；其次，治疗师需要对患者加强心理教育，帮助患者了解积极参与的重要性，从而与患者之间建立起治疗联盟，共同面对疾病的挑战。进食障碍的患者与父母之间常常存在较多的冲突，与外界的人际关系也受损，所以建立良好的治疗关系能为帮助患者改善人际关系建立良好的开端，能树立患者的信心、增加对治疗的依从性。

4）行为改变策略

①自我监测：自我监测既是重要的自我评估方法，也是进食障碍患者典型的家庭作业之一。在访谈治疗间歇期要求患者记录饮食情况、记录问题行为发生时的情境、想法、生理反应等，增加自我控制能力。

②体重改变和规律进食：神经性厌食患者主要需要增加体重，减少饮食限制和对食物的回避，在此过程中仍需要充分加强关于低体重等方面的心理教育，激发患者改变的动机，否则很难执行饮食计划。鼓励患者每天增加一点能量，每周最好能够增加 0.5kg 的体重，并鼓励患者进行行为实验，以观察体重增加以后的结果，同时也可以让患者身边的家人协同完成此目标，在充分理解患者的基础上，帮助患者规范饮食、增加体重。

对神经性贪食和暴食障碍患者，需让患者能够接受规律饮食的计划。对贪食、暴食行为，可以建议患者放慢进食速度，在一日三餐进食的间隔增加少许零食。对于暴食障碍患者，尚需要增加健康合理的减肥行为，如规律的健身活动等。

③暴露治疗：神经性厌食患者对体型、体重过分关注，体重稍有增长即感到十分恐惧；神经性贪食和暴食障碍患者在某个情境下难以控制自己对食物的渴望，大量进食，这些症状均可以通过暴露治疗缓解。暴露治疗时常常伴随着痛苦、焦虑的体验，需要在暴露治疗前予以心理教育，帮助患者了解治疗的必要性和效果，增加治疗动机。

包括三个方面：第一，暴露于令人恐惧的食物，可以与患者一起讨论食物的恐惧层次，并在现实中重复训练；第二，身体暴露，可以让患者通过镜子进行暴露治疗，逐步接受自己的身体；第三，暴露于暴食时吃的食物，对于贪症或暴食障碍患者，可以通过想象暴露或现场暴露的方式，使用多种感官聚焦在对食物的渴望上，减少冲动，增加对进食的控制力。

5) 认知重建：进食障碍患者的负性认知主要来源于以下几个方面：对体重、体型的过度评估；对自我价值、控制力、自我认同等方面的负性评价，低自尊，对自我的评价过多依赖于外形；完美主义；对人际关系的负性看法。

患者过多的对体型、体重、控制力、自我价值等的负性评价导致患者产生紊乱的行为，如节食、过多的身体检查、食物回避、贪食或暴食、清除行为（引吐、导泻、滥用药物等）。患者常常将负性的思维方式放大到生活的方方面面，在遇到生活负性事件时容易出现情绪波动，促发异常的进食行为，以此解决现实中的困难，导致症状循环往复。在此阶段的治疗中，针对负性自动思维、中间信念、核心信念可以引用 CBT 认知重建的各种技术，通过完成功能障碍性的思维记录表、自我监测表等来发现患者的自动思维。技术上可以运用苏格拉底式提问、垂直向下技术、成本和效益分析、优劣势比较、角色扮演、拼图等方法，建立新的理性和适应性的认知，从而发展出积极的问题解决策略和应对策略，减少问题行为的发生。

6）复发预防，结束治疗：此阶段是在之前治疗效果的基础上不断巩固治疗成果，鼓励患者继续使用自我监测的方法在实践中运用，监测体重，理性看待此阶段可能出现的病情波动，减少对治疗效果的过高期待。鼓励患者发展新的兴趣爱好，增加其他活动项目，建立良好的人际互动关系。

（二）家庭治疗

1. 概念和基本原理 家庭治疗起源于20世纪50年代，是以"家庭"为治疗对象的一种心理治疗方法，它以整个家庭为对象来规划和进行治疗，把焦点放在家庭成员之间的关系上，而不是过分关注个体的内在心理构造和心理状态。家庭治疗与其他疗法相比，对症状的起因有不同的看法。家庭治疗认为，个体的心理行为问题或者症状的产生、发展和维持与家庭成员之间的不良交往模式和家庭结构有非常密切的关系。通过改变家庭成员之间的不良交往模式和家庭结构，可以达到改变个体心理行为问题或者症状的目的。

2. 家庭治疗在进食障碍治疗中的地位与疗效评价 目前，家庭治疗是进食障碍中研究最多的心理治疗之一。Minuchin等运用家庭治疗对53例进食障碍患者进行了为期2年7个月的随访研究，研究结果显示，有86%的患者得到了康复。Stierlin和Weber对42例神经性厌食患者进行家庭治疗，4年半的随访研究显示，近2/3患者恢复正常体重和月经。我国临床工作者也逐渐尝试将家庭治疗运用到治疗进食障碍的临床实践当中，并取得一致的良好效果。李轶琛等探讨家庭治疗合并西酞普兰对神经性厌食患者的疗效，将42例患者随机分为两组，结果显示家庭治疗合并西酞普兰的疗效明显优于单用西酞普兰，能明显提高患者体重，改善抑郁情绪，提高依从性，降低复发率。总体来说，在对于神经性厌食患者的治疗中，家庭治疗疗效优于药物治疗，也优于支持性个体心理治疗或饮食建议等特定治疗。

家庭治疗在儿童和青春期的神经性厌食的治疗中至关重要，可作为一线推荐的治疗方法。Eisler 采用随机对照的方法对 40 例青少年神经性厌食患者分别进行了联合家庭治疗（conjoint family therapy）和分隔式家庭治疗（separated family therapy），5 年随访结果表明，家庭治疗对青少年神经性厌食患者疗效显著，两种方式疗效相当，有近 2/3 的患者体重达到正常范围。Russell 等人随机将 80 名出院患者（57 例神经性厌食患者，23 例神经性贪食患者）分成两组，一组进行为期一年的家庭治疗，一组进行个体治疗。结果发现，家庭治疗对青春期女性（年龄<18 岁）体重增加、月经调节等有更好的治疗效果，而个体治疗对成年患者（年龄>18 岁，平均为 27.8 岁）的效果更好，5 年后的随访结果同前。卢桂珍应用系统家庭治疗技术治疗 32 例儿童神经性厌食患者，并随访 29 例，亦收到良好的效果，从而证实系家庭治疗的常用技术适用于儿童神经性厌食患者，可作为一线推荐的治疗方法。

家庭治疗是否对成人进食障碍更有效尚不清楚。一项研究显示对于年龄较大的患者，个体治疗有优势，但是差异不显著，另一项研究显示家庭治疗与个体治疗的疗效没有差异。但无论如何，这些研究数量有限，无法确切说明问题。

至今为止，家庭治疗对神经性贪食患者的疗效尚缺乏充分的循证证据。

3. 家庭治疗在进食障碍中的应用 20 世纪 70 年代，家庭治疗开始用于治疗神经性厌食患者，主要代表人物是 Minuchin 等。Minuchin 认为神经性厌食与三个因素有关：患者本身具有生理易感性；患者的家庭模式存在缠结、过度保护、僵化、缺乏解决冲突的能力等四种互动特征；神经性厌食行为在患者避免家庭冲突中起到重要作用。因此，治疗目标不仅是改变患者本身，而且要改变其家庭功能系统。治疗师担任治疗系统的领导，对家庭中积极的方面予以肯定和支持，对家庭中互动模式予以挑战。通过对互动模式的挑战，使患者的家庭系统发生改变，进而使整个家庭系统的功能发生变化。

（1）系统式家庭治疗在进食障碍中的应用：系统式家庭治疗将家庭理解为一个系统，系统由家庭成员组成，每个家庭成员有其独特的认识事物的方式，每一个体对事物的内在理解与其外在的行为模式相互影响而形成一种循环；家庭成员的正常行为和病态行为，都是这种循环反馈关系层层作用的结果；对任何病理过程原因的探究都不应该局限于个体范围内，或者仅从个体心理动力学的角度去寻找，而要转向家庭结构中去探索病理原因。家庭治疗要通过引入新的观点或做法，来改变与病态行为相互关联的循环圈。

系统式家庭治疗强调首先要摸清楚进食障碍患者家庭内部的相互关系格局，然后通过对整个家庭关系格局的干预来引发改变，促使家庭产生新的矛盾冲突，并通过对新冲突的解决来重新建构家庭关系格局，从而使患者在新的家庭关系中重新进行自我定位，确立自己的全新角色，并且从角色的转变中获得新的变化，如在内心感受、行为等方面的变化，进而产生新的行为规则和互动模式，取代以往的病态行为和心理模式，改变不良的进食行为，逐步消除进食障碍患者的症状。

（2）结构式家庭治疗在进食障碍中的应用：以 Minuchin 为代表的结构式家庭治疗师认为，家庭成员的症状是家庭结构不能适应正在改变的环境或者发展要求而产生并维持的，如果家庭重建自身从而让其成员自由地、以非病理的模式彼此联系，就达到了治疗目标。改变一个家庭的结构需要改变其彼此应对的规则，并继而改变家庭系统僵化的或者模糊的界限，以达到更大的界限清晰度。结构治疗的努力指向当前，且以行动先于理解的原则为基础。治疗进食障碍的重点在于主动、直接地挑战家庭的互动模式，迫使成员不只是注意被认定患者的症状，以便在家庭结构（支配家庭互动模式的内隐规则）的背景中观察他们所有的行为。目标是帮助家庭改变其刻板的交互模式，重新定义其关系，从而帮助成员更好应对他们生活中的应激。

结构式家庭治疗分四步，但其间无明显界限，互为连贯。第一步：拓展目前的主诉。家庭常认为主要问题在于个别患者，这一步是挑战这个家庭观念，也是将治疗转化为家庭治疗的步骤。这一步骤常用的技术包括对家庭所认定的问题赋予不同的意义（重构）、关注被认定的患者的能力范围、探索症状出现的背景、让家庭成员成为听众而给予患者一个尊重的空间等，从而把属于个人的进食障碍问题转化为整个家庭关系的问题。第二步：着重探索维持问题的互动。这一步要探索家庭成员的哪些行为导致了问题的持久存在。诀窍在于，在不激起来访者抵触情绪的情况下帮助他们认识到，他们的行为是如何维持着他们所带来的问题的。这一步有赖于下述假设，即如果家庭成员认为他们自己有能力帮助被认定的患者，他们便会改变他们的相处模式。第三步：结构化地集中探索过去。这一步是对家庭中成年成员的过去进行简短、有重点的探索，其目的在于帮助理解他们现在看待自己及他人的狭隘的观点是如何形成的。在第三步，孩子一直是一名听众，在聆听他们父母的故事。而到了第四步，他们加入成为积极的参与者。第四步不仅使评估更为准确，而且更为有用。第四步：探索相关的改变方式。在勾画出一幅究竟是什么维持家庭的困境以及他们是如何形成这种方式的粗略图画后，家庭成员和治疗师便会讨论谁需要改变，改变什么以及谁愿意改变或者谁不愿意改变。这一步将评估过程从凌驾于家庭的工作转变为与家庭一起的工作。

4. 家庭治疗的临床操作

（1）家庭治疗的设置：家庭治疗需要邀请家庭成员共同参

与治疗，一般是和患者生活在一起的家庭成员，有时可以邀请其他家庭成员，如祖父母、外祖父母等一起参加。通常每次治疗60~90min，6~10次为一疗程，治疗间隔开始可以每周1次，随着治疗进展，可逐渐延长间隔至每2周1次，后期可以每月1次，甚至每2月1次。

（2）家庭治疗的技术：虽然不同的家庭治疗流派有着各自特殊的技术，但有些技术是家庭治疗共同的核心技术，如家谱图、改释技术、去诊断、资源取向、积极赋义、中立技术、循环提问等提问技术、家庭作业等。其中，家谱图是家庭治疗的基本工具，它是由一系列的符号和文字组成的能反映家庭结构、了解家庭信息和展示家庭关系的图解，是生动直观的家庭树图像。家谱图可反映家庭成员的三个方面的信息：生物学方面、心理学方面和社会方面的信息。在家庭治疗的早期，它是一个有用的治疗工具，可以使治疗师与家庭成员都能清楚地了解家庭在多世代间的情绪历程。

（3）家庭治疗的治疗过程：通常，我们可以将家庭治疗的过程大致分为初次访谈、早期阶段、中期阶段和结束阶段几个部分。

1）最初的电话联系：最初联系的目的是要了解表述问题的大致情况，将个人的治疗要求转变为家庭个案，安排整个家庭来寻求咨询。聆听来访者对问题的描述并确定全家所有成员及其他可能牵涉的人（包括转介来源和其他机构）的参与。安排第一次访谈，指明时间和地点。

2）第一次访谈：第一次访谈的目的是建立与家庭的联盟并发展出维持表述问题的假设，然后在第一次访谈中验证它。关键在于不要匆忙得出结论，而要积极思索。

第一次会面备忘录：

①和家庭每个成员联系并认可他们对问题的观点和寻求治疗的感受。

②通过控制访谈的结构和步骤来建立领导关系。
③通过专业的中立态度与家庭建立一个工作联盟。
④表扬家庭成员的积极行为和家庭的力量。
⑤对每个人保持同理心，尊重家庭的做事方式。
⑥聚焦于特定问题和尝试解决方法。
⑦对围绕问题的无效互动发展出工作假设，对为什么这种互动会持续下去保持好奇心。
⑧不要忽略没有出席的家庭成员、朋友或帮助者介入的可能性。
⑨协商治疗的合约，认可家庭的目标，详细说明结构性治疗的治疗框架。

3）治疗的早期阶段：治疗的早期阶段致力于重新定义治疗师的建构，假设问题存在的原因并继续工作以解决问题。本阶段策略从建立联盟转向挑战行动和假设。

早期阶段备忘录：
①识别主要的冲突并将其带到治疗室中。
②发展假设并将其精炼为一个建构，家庭做了什么造成问题的持续和不能解决，建构应该考虑过程和结构、家规、三角化和界限。
③持续聚焦在主要问题和支持它的人际现状。
④布置家庭作业，指出双方的问题和维持其根本的结构和动力。
⑤挑战家庭成员，让其看到在困扰自己的问题中的自身角色。
⑥推动改变，不论在会谈中还是日常家庭生活中。
⑦有效利用督导来验证建构的可靠性和干预的有效性。

4）治疗的中期阶段：中期阶段致力于帮助家庭成员表达自己的意见并获得相互间的理解。在中期阶段，治疗师应扮演不那么积极的角色并鼓励家庭成员之间更多的互动。治疗师退后观察过程,一旦对话陷入困境,治疗师或指出哪里出了问题,或只是简单鼓励成员继续对话,较少打断和批评。

中期阶段备忘录:

①挑战家庭成员,绕开阻抗,用同理心去接触深层的防御。

②避免过于指导性和控制性,那样家庭就会学会依赖,不能发展出自己的方式来彼此相处。

③加强个人的责任感和相互理解。

④确信促进关系的这些努力并对表述的问题有着积极的影响。

⑤不要忽略任何个人或关系,特别是那些"困难"且让人想绕道而行的个人或关系。

5)终止治疗:终止治疗一个可能的信号是当家庭来的时候没什么要说,即使说也是心平气和的(当然假定他们不是在回避冲突)。

终止治疗备忘录:

①表述的问题是否得到改善。

②家庭是否满意?他们是否有兴趣继续了解自己并促进他们的关系。

③家庭是否对他们的无效行为有所理解,并知道怎样避免类似问题在将来发生。

④家庭成员是否发展和改善了家庭环境外部和内部的关系。

(三) 人际心理治疗

1. 概念和机制 所谓人际心理治疗(interpersonal psychotherapy,IPT)是一种短程、限时和操作性强的心理治疗方法。治疗的焦点在人际关系上,把情绪及其他心理问题与人际关系联系起来,通过适当的人际关系调整和改善,改变患者对人际关系的期望以及帮助其改善社会支持网络,以便患者能更好地处理他们当前的问题,此治疗方法用于治疗抑郁症、进食障碍及其他心理卫生问题。该治疗的基本理念：精神疾病的症状（如抑郁、贪食）其实是多种原因造成的，通常表现在社会及人际背景中。在人际心理治疗中，让患者学会了解疾病的发生及变化与生活事件之间的联系，认识到情绪与其人际关系是互相影响的，从而改善处理人际问题的方式，因此能够治疗心理疾病。

2. 在进食障碍治疗中的地位与疗效评价　在进食障碍治疗方面，IPT最初用于神经性贪食的个体心理治疗，与CBT的对照研究发现两种治疗长期效果相当。之后，IPT被应用于暴食障碍的治疗，并证实对暴食障碍患者特征性的病态进食症状以及2年后的暴食症状均有显著疗效。虽有将IPT应用于神经性厌食的治疗，但有效证据不足。近年来，Fairburn等将治疗神经性贪食的IPT修订为操作性更强的临床使用版本，即IPT-BN修订版，该版本能更全面地治疗暴食症状。研究者随后又将该修订版修改到更为简短的10次治疗（即IPT-BN10）。IPT-BN10可能是更为高效和值得进一步探索研究的心理治疗方法。

（1）神经性厌食：IPT治疗神经性厌食的研究很少，只查到一项，目前仍在进行随访，因此无论是美国进食障碍治疗指南（APA，2005）还是澳大利亚与新西兰皇家精神科医师学会（RANZCP，2014）发布的进食障碍指南，均没有证据支持IPT作为神经性厌食的推荐心理治疗方法。

（2）神经性贪食：目前有多项随机对照研究比较IPT和CBT对神经性贪食的疗效。研究发现在治疗初期，CBT疗效优于IPT，而短期和长期随访发现IPT疗效持续进展，最终与CBT相当。研究者认为：IPT及CBT-BN疗效相当，并能持续减少患者的精神症状，改善其低自尊和社会功能问题，只是CBT-BN和IPT治疗的时间节点和影响不同。

英国国家临床优化研究所（NICE）进食障碍快速参考指南和澳大利亚与新西兰皇家精神科医师学会（RANZCP）发布的

进食障碍指南均提出：人际心理治疗是唯一一项可以替代 CBT 且有明确循证证据支持的治疗神经性贪食的心理治疗方法，但应告知患者 IPT 需要更长时间才能达到效果。

（3）暴食障碍：IPT 与 CBT 的对照研究均显示 IPT 对暴食障碍的确定疗效和独特作用特点，即通过人际问题进行治疗可以起作用，改善低自尊。在各进食障碍指南中，IPT 均被推荐用于治疗暴食障碍。

3. 治疗目标　IPT 是聚焦点、目标驱动的治疗，对于进食障碍，IPT 治疗目标是识别导致进食障碍发生、发展和持续的人际关系问题，并加以改善，从而减轻乃至消除进食障碍的症状。需要注意的是，IPT 焦点始终停留在患者生活的人际关系背景上。因此，对于进食障碍患者，治疗师的关注点需要放在加剧症状的人际关系困难，而不是回顾和进食障碍相关的认知或内心冲突。一旦治疗目标已经建立，治疗师在每次会谈中都要指向这些治疗目标。

4. 基本原理　有许多原因支持 IPT 适合于治疗进食障碍患者。其中最主要原因——人际交往困难是进食障碍患者的常见问题，并且人际关系问题的存在导致进食障碍的症状持续存在。人际问题可以先于进食障碍的发生，也可以因发生新的人际关系问题而影响疾病的进程。大多数成年人进食障碍发生在 20~30 岁，平均有 8 年的连续病程。而青春期后半阶段和成年早期的这段时间是人际关系形成和发展的关键时期，进食障碍的症状常常导致严重的人际困扰，这个时候恰恰是个体需要寻求治疗的时候。很多进食障碍患者对建立和维持亲密的人际关系的经验很少，其中一个原因在于进食障碍患者存在一个共同的特征——低自尊，这往往伴随着社交退缩。

这些人际关系的困扰通过各个方面影响进食障碍的症状：①和同龄人接触少，受他们的影响少，患者变得更加孤立，其结果是与进食相关的病理性思维变得更为牢固，无法动摇；

②人际交往困难可能直接导致进食障碍的某些症状持续存在，例如暴饮暴食和节制饮食的症状往往发生在人际关系出现问题的背景下，而不良的人际交往事件进一步加重了这些症状；③人际交往困难往往能恶化"低自尊"问题，患者只有通过进一步克制饮食，更好地控制体型和体重，以此获得更多的与体重密切相关的所谓"自信"。

总之，IPT是非常适合帮助进食障碍患者处理人际交往困难的一种心理治疗，从而解除维持进食障碍症状的因素和促进他们的康复。

5. 临床操作

（1）治疗设置：IPT治疗进食障碍的典型过程是在4~5个月时间内持续16~20次会谈，每次治疗50min，每周一次。

（2）治疗技术：IPT的重要技术包括人际问卷、沟通分析、角色扮演、聚焦于情绪唤起的技术、探索性技术、鼓励情绪的表达、澄清、使用治疗关系、行为改变技术以及辅助性技术等。这里介绍几项常用技术。

1）人际问卷：人际问卷是一个工具，用来系统地整理患者当前以及过去的主要人际关系，了解患者当前重要的社会互动，详细地识别患者的社会支持和重要人际关系的可获得性和质量，了解哪些社会环境和人际生活问题可能与患者的进食障碍症状出现或加重有关。因此，人际问卷为理解患者当前的困难及识别人际关系的焦点领域提供基础。在整个问卷当中，收集患者生活中每一个重要人物的信息：①与患者的互动，包括接触的频率、一起参加的活动等；②人际关系双方对于关系的期待，包括评估其中哪些是曾经满足的或者是现在满足的；③整理人际关系中令人满意和不满意的部分及详细例子；④患者希望人际关系发生改变的方式，通过改变自己的行为还是他人的行为。

2）沟通分析：该技术用于检查和找出沟通的失败经验，目的是协助患者学会更有效的沟通。治疗师可以通过详细询问患者与重要人的某次重要对话或争论的细节，来了解沟通中的问题。一些常见的沟通困难包括：①模糊的、间接的非语言沟通取代了开放的面对面的沟通；②错误地假设自己已经得到了沟通；③错误地假设别人理解了自己；④非必要的间接的语言沟通；⑤沉默使沟通停止。

3）角色扮演：治疗师使用这个技术来扮演患者实际生活中的某一个人。这个技术有助于提高患者向他人进行自我表达的能力，尤其是那些缺乏社会技能的患者，如人际缺陷的患者。角色扮演主要完成两个重要任务：①探索患者与他人沟通的感受和方式；②排练对待他人的新的方式。

4）聚焦于情绪唤起的技术：进食障碍患者将节食、暴食作为调节负性情绪的一种方法，IPT运用聚焦于情绪唤起的技术，这种技术与进食障碍患者密切相关。具体来说，IPT治疗师帮助患者：①承认并接纳痛苦的情感；②使用情感性体验来实现所需的人际关系变化；③体验被抑制的情感。

（3）治疗过程：治疗进程分为三个不同的阶段。初始阶段确定人际关系的主要问题领域；中间阶段对目标问题领域进行工作；最后阶段是巩固工作成果并为将来自己进行工作做准备。和许多其他治疗方法相似，IPT治疗中重点是建立一个积极的治疗联盟。治疗立场是温暖的、支持性的和共情的。治疗师对患者应积极支持、耐心解释，并唤醒希望。

1）初始阶段治疗：在初始阶段，通常需要3~4次会谈，包括诊断性评估与回顾病史，并建立治疗的架构。治疗师收集病史，使用标准化诊断标准对患者进行某种进食障碍的诊断。而后治疗师和患者一起讨论诊断以及患者对治疗的期望。帮助患者理解进食障碍的症状，如反复发生的暴饮暴食、极端的饮食限制，以及对体型过度的关注和功能失调性的态度；有若干种治疗方法对这些症状有效并且预后良好，症状可以获得缓解。还要告知患者IPT聚焦于改变当下的人际交往模式和生活状态，从而可以消除进食障碍症状。

病史回顾包括完成一份人际交往清单，回顾患者过去或现在的社交情况和亲密关系、他们的互动模式及相互期待。人际关系清单提供一个架构，用来了解导致进食障碍症状出现和持续的社会和人际关系背景，由此决定治疗的焦点。通过回顾，治疗师在某些生活体验和进食障碍症状间建立连接，通过描绘这种相互的人际关系，帮助患者更清楚地理解IPT的基本原理。

治疗师将进食障碍症状与四种人际关系问题领域的其中一种连接起来，包括悲伤、人际关系缺乏、人际角色冲突以及角色转换。患者有可能符合几个问题领域，但治疗的时限性特征决定了一个疗程的IPT只能选择其中一个问题领域，最多两个问题领域，以利于确定治疗焦点。一旦确定了需要工作的问题领域，便进入了中间阶段。

2) 中间阶段治疗：中间阶段的治疗通常包括8~10次会谈（最多不超过14次），治疗师根据发现的问题来执行治疗策略。

悲伤：定义为当患者症状的发生与一个人或者一种人际关系的丧失相关联时的问题领域，治疗师缓解患者的哀伤，并帮助患者找到新的活动和人际关系来代替已丧失的。

人际关系缺乏：适用于那些社会隔离或长期处于慢性不满意的人际关系的患者，通过治疗改善患者的社交技巧，或者通过加强现存人际关系的质量并鼓励形成新的人际关系来帮助患者减少人际隔离。

角色冲突：是指与一个重要他人的冲突（例如配偶、其他家庭成员、同事或亲密的朋友）。治疗师协助患者探索这些关系、冲突的本质与解决的方案。如果无法这样做，就会认为这些关系已经达到一种僵局，必须解除这个关系并以新的关系取而代之。

角色转换：包括由于生活状态变化所产生的任何困难（例如离职或离开家、去上学、离婚以及其他经济、健康或家庭的改变）。治疗师通过帮助患者处理变化及了解新角色的正负面和优缺点，让他们接受新角色。

3）最后阶段治疗：通常在 IPT 的最后几周，此阶段的任务是鼓励患者去发现和巩固治疗的成效，培养独立性，减轻对预后的担心，以及提高自信心，使患者感到有能力控制他们的进食行为和人际关系。同时，治疗师还要鼓励患者去识别症状复发的早期征兆并确定应对计划，尽可能地减少疾病复发，促进恢复。

（四）心理动力性心理治疗

1. 概念 心理动力性心理治疗（psychodynamic psychotherapy）是由经典的精神分析治疗发展而来。心理动力性心理治疗通过言语交谈，探索患者的内心情感，也探索患者内心世界和人际交流中的行为，将患者过去的体验与现在的症状联系起来进行理解，从而改变患者现在的行为模式，以此达到治疗目的。

2. 在进食障碍治疗中的地位与疗效评价 对于进食障碍心理动力学治疗的研究有很多，包括定量和定性研究。总体结果发现治疗有效，无论是神经性厌食还是神经性贪食，治疗有效率是类似的。对不典型进食障碍的疗效尚缺乏研究。

（1）神经性厌食：1994 年英国的一项研究对 20 名门诊患者提供了个体（心理动力学取向）联合家庭治疗。在 2 年随访时，其中 12 名患者的心理社会适应得到显著改善，其体重和平均 BMI 增加显著优于评估访谈组。

有几项对照研究比较了青少年心理动力性治疗与家庭治疗之间的疗效差异。家庭治疗强调父母控制患者的进食和体重增加情况，并同时给予认知重建和问题解决交流训练。心理动力性治疗强调建立自我力量、青少年自主性、对阻碍进食的情绪的内省力。研究较为一致的发现是两者在改善进食态度、对体型的满意度、抑郁情绪和进食相关家庭冲突等方面均有帮助，效果相当，但家庭治疗患者体重增加更明显、月经恢复的比例更多。

一些比较几种心理治疗和常规治疗疗效的研究总体的发现提示，在厌食症体重改善方面认知行为治疗（CBT）和家庭治疗更具优势，心理动力性治疗对其他方面的改善利于帮助心理治疗的疗效均优于常规治疗。

（2）神经性贪食：1986年的一项研究比较了标准化认知行为治疗和标准化短程焦点心理治疗（心理动力性治疗的一种）对神经性贪食患者的疗效，结果发现两种治疗均有明显疗效，且疗效持续至治疗结束后1年随访时。但认知行为治疗组在总体临床状况、社会适应方面优于焦点心理治疗组。

1993年的一项研究比较了认知行为治疗与表达-支持性心理动力学治疗对神经性贪食的疗效，也发现了类似结果，两种治疗对暴食和清除症状均有效，而CBT在改善患者对进食和体重的紊乱态度方面效果更好。

3. 治疗目标　总体来说，心理动力性心理治疗的目标是理解在医患关系中出现的患者的防御机制、移情反应。治疗师可运用精神分析技术，如分析阻抗、移情、反移情、梦等，对患者潜意识的心理冲突和不成熟防御方式的理解和调整，从而缓解症状，促进患者人格的成熟。

对进食障碍的心理动力性心理治疗，不同方法的治疗目标又略有差异。自我取向个体治疗的目标是建立自我力量和自主性、对阻碍进食的情绪产生内省力。焦点式心理动力性治疗将治疗目标分为三个阶段：第一阶段聚焦于治疗联盟、厌食前的行为、自我协调的信念；第二阶段聚焦于人际关系、人际关系与厌食行为之间的联系；第三阶段则聚焦于日常生活、对治疗结束的预期及分离。

4. 对进食障碍的心理动力学理解

（1）神经性厌食：对神经性厌食患者的精神动力学理解是

个体在进食障碍中找到了自我感和身份感。神经性厌食的患者对成熟有极度的恐惧，包括体重增加，青春期和性发育，发现控制饮食能预防上述恐惧事件的发生，因而获得了安全感。因此，节食及补偿性行为的作用是减少恐惧感、失控感、无效感和低自我价值感。

Glen Gabbard 总结了神经性厌食症的患者心理动力学理解：①不顾一切地想要变得独特；②攻击由父母的期望培养出的假性自体；③要求有新生的真实自体；④攻击等同于自己身体的敌对的母性内射；⑤防御贪婪和欲望；⑥试图使他人感到贪婪和无助；⑦神经性厌食是一种防御，以阻止来自父母的原始投射进入患者体内；⑧试图使父母意识到孩子的痛苦。

（2）神经性贪食：神经性贪食患者的自我非常脆弱，超我松懈，在此基础上会导致不能延迟释放冲动。暴食行为和清除行为通常和冲动问题联系在一起。它们常常与冲动性、自我破坏性性关系及药品毒品滥用同时出现。

通常，神经性贪食的患者将人际关系用作接受外界的破坏或惩罚的途径。神经性贪食的患者需要惩罚的起源是对父母形象的潜意识攻击，通过暴食来象征性地破坏和吞并他人。

神经性贪食的患者和其父母难以彼此分离。摄取食物代表了想与母亲共生性融合的愿望，清除食物代表了与母亲分离的努力。

在神经性贪食患者的家庭中有一种特别的模式用于管理不能被接受的"坏"的部分。神经性贪食患者在家庭系统中存在一种明显的强烈需要，即需要每个人将自己看作是"全好的"。父母身上的不能被接受的特质常常被投射到神经性贪食的孩子身上，孩子变成了"全坏"的储藏室。通过潜意识认同这种投射，孩子变成了家庭所有贪婪和冲动的承载者。由此产生的内部平衡使得家庭持续聚焦于这个"病了的"孩子身上，而不是家庭内的或父母间的冲突。

5. 临床操作

（1）一般临床操作：①标准设置：心理动力性心理治疗中患者采取坐位，一般治疗师和患者形成约60度的斜角，每周1~2次，每次45~50min，持续数月至数年，一般全程治疗不多于500次。②基本原则：要建立稳固的治疗联盟，治疗师需保持节制和中立的态度，必须共情、不带评判地聆听患者的生活叙事。同时治疗师鼓励患者自由联想，即尽量自由地、无拘无束地讲，不要在乎所说的是否正确，或者是否合乎逻辑，不要有任何隐瞒。③治疗过程：包括评估、治疗和结束三个阶段。评估阶段需要治疗师创造出安全的治疗氛围，动力性地聆听患者，从而判断患者是否合适进行心理动力性心理治疗，并对患者做出心理动力学诊断。在治疗阶段，治疗师需要与患者建立良好的治疗联盟，识别和利用移情和反移情，并对患者的防御机制和阻抗做出识别和解释。在这个过程中，对梦的分析是一个重要和有效的途径。在结束阶段，治疗师需要找到合适的结束时间，对治疗进行回顾，并在此阶段再次利用移情和反移情识别和处理此阶段特有的问题。

（2）治疗技术：在心理动力学的表达性-支持性治疗连续谱上，最具表达性的干预是通过诠释提供内省力，最具支持性的干预是支持适应性防御机制和加强患者的自尊。这些技术主要包括以下几点。①诠释：通过解释患者所不知道的内在联系使潜意识的内容进入意识。②观察：治疗师不做解释，仅仅指出患者所不知道的行为或模式。③面质：治疗师将患者的注意力引向其回避的内容。④澄清：治疗师将患者带来的信息"重新包装"以使其更清晰。⑤鼓励详细阐述：治疗师仅表示想从患者那里获得进一步想法或感受的愿望，如"你能告诉我更多吗？"⑥移情性确认：治疗师确证患者的观点和认可患者的感受。⑦表扬和建议：是非常支持性的技术，用以帮助加强患者的自尊或指导患者应对困难的状况。

（3）治疗进食障碍的过程：进食障碍患者非常重视治疗师能否理解自己的困境和呈现情感的能力。治疗师在开始阶段的重要任务是认识到患者独特的长处和困难。许多患者不愿参与治疗，因为症状是他们的精神盔甲，他们不会立即卸下它。对有些患者来说，存在心理问题也使他们感到羞耻和受歧视。治疗师都可以询问一些患者生活中"没有问题"的方面，避免引起患者的阻抗。治疗师在开始阶段的任务有以下几点。①呈现情感；②审视患者如何矛盾地试图通过症状自我治愈；③帮助患者识别情绪；④帮助患者看到他们是如何认知症状的；⑤帮助患者看到他们如何在关系中使用症状；⑥聚焦在患者身上，以此帮患者发展"真实自体"；⑦意识到患者对治疗的不真诚依从或假的治疗联盟（"虚假自体"）；⑧找机会发现并称赞患者自发的、真诚的反应（真实自体的功能）。

倾听和共情贯穿整个治疗，但在开始阶段尤其重要，因为患者尚不知如何成为心理治疗中的患者，也不知道与治疗师在一起是否安全。治疗师和患者要准备好承受困惑、失望和沮丧，因为它们是一个人在把握自己的生活和承担责任的过程中不可避免的"成长之痛"。

当治疗师和患者成功地渡过开始阶段，熟悉了困难，找到了舒服地带，建立了界限，稳固了安全空间，双方就进入了治疗的中间阶段。在这个阶段，动力性心理治疗师的任务有以下几点。①处理患者的内在批评、惩罚性的超我；②包容并处理患者的情绪波动；③识别出患者的依赖需求，同时促进患者的自主行为；④鼓励行动中的权力和能力；⑤确认、验证患者在人际交往中的权威感；⑥促进非治疗性关系中的亲密；⑦设立局限性，知道有时会成为"足够坏的"客体；⑧讨论并解析食物和进食的意义；⑨关注体像问题；⑩忍受治疗关系中开放性的冲突；⑪帮助患者放弃症状。

在进食障碍治疗的结束阶段，医患双方共同判断是否已经实现了最佳的改善，具有情感上的成熟，然后双方共同决定是否结束治疗。准备好结束治疗的患者除了症状得到控制外，在其他很多方面都应有提高。治疗师在结束阶段的任务有以下几点。①聚焦于分离，退行是为了完成分离-个体化；②处理任何症状的复发；③即使症状复发，也要帮助聚焦在结束治疗上；④理解后退是为了更好地前进；⑤提供额外的教育或认知行为治疗作为辅助治疗，特别是在症状复发时；⑥强调治疗目标与生活目标的不同；⑦治疗陷入僵局时寻求督导或咨询，要知道有些患者只能通过贬低治疗师或发怒才能完成分离或结束治疗；⑧记住有些患者无法结束治疗，这不是治疗师或患者的失败，而是因为患者精神结构、人际需要或共患其他精神疾病。

（4）治疗中的注意事项

1）神经性厌食：临床医师治疗神经性厌食时一致认为治疗目标不应该只聚焦于增加体重。一种由 Garner 等提出的"双轨"方法，包括第一步：恢复进食来增加体重。一旦完成第一步目标，心理治疗干预的第二步就可以开始了。长程的个别表达-支持性心理治疗是治疗的基石。除非解决了患者潜藏的自体紊乱及相关的内在客体关系，患者才不会反复复发和反复住院。

由于厌食症呈现的强大的治疗阻抗，个体的表达-支持性心理治疗常常需要经历数年的艰苦工作。有四条指导原则是有用的。

①避免过度想要改变进食行为：患者将神经性厌食看作是解决她们内在问题的方法。治疗师如果立刻将此定义为问题，那么其与患者建立可行的治疗联盟的机会就较少。在治疗开始时，比较有益的做法是澄清治疗的初始目标：即为理解患者潜在的情感紊乱而不是进食问题。治疗师必须尽力去理解患者的内在世界。

②避免太早在治疗中做诠释：治疗师的任务应该是确认和共情患者的内在体验。治疗师应该对患者的所思所感保持积极的兴趣，并传递出一个信息：即患者是一个自主的人，有权对

自己的疾病有自己的看法。非常重要的是帮助患者定义他们自己的感受。起源于这些感受的行动和决定需要被承认和尊重。在治疗早期阶段的这种共情性、自我建设性、支持性的方法有助于患者将治疗师内设为一个好的客体。

③小心地监测反移情：神经性厌食患者通常认为父母让他们增加体重是为了父母自己。因为这样，在别人眼里父母就不是失败者。治疗师可能会对相似的情况感到焦虑。对于在综合团队框架下工作的治疗师，当患者体重不增时，可能会感受到其他人在负性评价他们的工作。这种反移情的担忧可能会导致治疗师进入到认同患者父母的陷阱中。理想的个体治疗状态是让另外一个工作人员去监测患者的体重，而治疗师可以自由地探索患者潜藏的心理问题。

④检查认知歪曲：治疗师要不带评判地和患者一起去探索其对身体的错误认知和不合逻辑的认知信念。治疗师因而作为一个辅助性自我来帮助患者增强其观察和批判性思考的能力。很明显，对这些患者，治疗师必须承担一个教育者的角色，帮助患者在认知上理解其自我饥饿的作用。然而，治疗师在教育的同时不要要求患者做改变。

2）神经性贪食：对神经性贪食患者最重要的一个治疗原则就是治疗计划的个体化。用"流水作业线模式"治疗所有的神经性贪食患者疗效甚微，因为这种方法没有认识和重视神经性贪食人群的内在异质性。聚焦于患者的外显行为而忽略她的内在世界可能只是重复概述了患者成长过程中对父母的体验，他们觉得父母更关注表面而不是本质。

而且，无论对任何疾病，有效的治疗方法都需要一个稳固的治疗联盟。对神经性贪食的症状管理依赖于牢固的治疗联盟，而移情分析有助于发展和维护治疗联盟。在进行治疗时，个体治疗师常会遭遇移情/反移情斗争。治疗师可能发现自己反复地被激怒，并且被迫接受患者试图清除的那些"坏的"部分。当患者不断地将治疗师的治疗努力吐出来时，他们也可能感觉"被呕吐到了"。

总之，对有时限的心理教育和认知行为治疗缺少反应的神经性贪食患者是进行动力学治疗的适应人群。就像对神经性厌食症患者一样，表达-支持性的个体治疗是治疗的基石。

七、心理治疗合并药物治疗

（一）神经性厌食的心理治疗联合药物治疗

到目前为止尚缺少对神经性厌食的心理治疗联合药物治疗的研究证据。如果患者存在共病（焦虑或心境障碍）情况，只有当明确其症状并非饥饿的继发症状时，才予以药物处方。

（二）神经性贪食的心理治疗联合药物治疗

总体来说，目前对神经性贪食患者，心理治疗联合药物治疗的疗效是否优于单独治疗的研究结果并不一致。但在一些研究中，合并使用抗抑郁药和认知行为治疗可以达到最高的缓解率，所以美国的进食障碍治疗指南建议，当可以采用专业的认知行为治疗时，首先推荐同时合并抗抑郁药。此外，当单独使用认知行为治疗10次后症状仍无明显的改善时，建议加用氟西汀治疗。

1. **心理治疗联合三环类抗抑郁药** 20世纪90年代对丙咪嗪/去甲丙咪嗪单药治疗、合并心理治疗及单独心理治疗进行过几项研究，发现单药治疗效果不理想，联合治疗及单独心理治疗（以CBT为主）均有效，联合治疗与单独心理治疗相比疗效相当或优于单独心理治疗。

2. **心理治疗联合选择性5-羟色胺再摄取抑制剂** 对心理治疗联合5-羟色胺再摄取抑制剂（SSRIs）的疗效研究多集中于氟

西汀。心理治疗包括 CBT 和手册自助式治疗。结果同样显示联合治疗或心理治疗优于单药治疗，而联合治疗与单独心理治疗相比疗效相当或更优。

3. 心理治疗联合多种药物 一项比较安慰剂、单独心理治疗（CBT 或支持性心理治疗）、联合治疗（CBT 联合使用去甲丙咪嗪 8 周，无反应则改用氟西汀），结果发现联合治疗效果更好。

（三）暴食障碍的心理治疗联合药物治疗

临床试验发现心理治疗合并药物治疗对神经性贪食和暴食障碍有附加作用，但结果并不一致。澳大利亚和新西兰的治疗指南提出当患者对单独的心理治疗效果不好时，或者患者共患心境障碍如抑郁时，药物治疗可以作为心理治疗的附加治疗。对于大部分进食障碍患者，心理治疗与抗抑郁药治疗相结合对于抑制暴食与只用药物时相比效果相当，但药物可能会引起额外的体重减轻，以及相应的心理获益，并能减轻抑郁症状，因此心理治疗联合药物治疗还是存在增效潜力的。

1. 心理治疗联合奥利司他或托吡酯 多项研究都较为一致地发现，与单用心理治疗相比，CBT 或行为治疗联合药物奥利司他（减肥药，为强效和长效的特异性胃肠道脂肪酶抑制剂，通过直接阻断人体对食物中脂肪的吸收，摄入的热能和脂肪一旦小于消耗，体内脂肪自然减少，从而达到减重的目的）或托吡酯（200mg/d）可使更多暴食症状缓解，且能更显著减轻暴食障碍患者的体重。

2. 心理治疗联合选择性 5-羟色胺再摄取抑制剂 有研究对 CBT 联合 SSRIs（氟西汀 60mg/d、氟伏沙明 300mg/d）的疗效与单药治疗和单独心理治疗进行了比较，发现单药治疗效果不理想，而联合治疗与单独心理治疗相比差异不显著。

八、住院进食障碍患者的护理

进食障碍是以进食态度、行为方面的异常为主要临床特征的一组心理生理障碍。进食障碍患者的入院护理、与患者的接触、观察与记录、组织与管理及日常生活都有其独特性。内容上涉及躯体护理、营养支持、行为矫正、安全护理、心理护理、精神症状护理（详见精神病专科护理）。

（一）护理目标

1. 满足患者的基本生理心理需要，协助其日常生活。
2. 保证患者安全，通过行为矫正，帮助患者逐步建立健康的饮食运动模式。
3. 及时监测必要的生理生化指标，预防和治疗营养不良和再喂养综合征。
4. 参与患者的治疗与康复，维持患者的体液平衡，恢复患者的正常生命指征，消除水肿。
5. 预防和控制压疮，实施保护性隔离制度，预防和控制感染。
6. 帮助患者建立正常的饮食、行为模式，对不适当的行为进行矫治，完成饮食运动计划。恢复体重。
7. 帮助患者学习社会家庭所能接受的情绪表达方式、态度，获得沟通的效果。
8. 帮助患者学习处理焦虑、恐惧、怕胖的方法。
9. 帮助患者学习进食障碍的相关知识。

（二）护理原则

1. 与相关治疗者保持沟通状态。
2. 熟悉进食障碍常见躯体并发症（严重营养不良，生命体征改变如低血压、心动过缓、体温过低、代谢异常、呕血与便血，不能控制的呕吐，消化系统不适）和精神心理问题，掌握常规护理措施，协助会诊与转诊，依病情及时设立陪护。

3. 对生理、精神状态、心理社会因素进行全面评估，动态、准确观察，做好交接班。

4. 关注患者的自杀、冲动观念与行为，执行精神科防自杀、防冲动常规制度。

5. 执行自愿与非自愿住院制度，尊重理解患者的言行，遵医嘱执行行为矫正措施。

6. 做好体重管理，严格服药护理，创造安全适宜的住院环境。

（三）护理策略

住院进食障碍护理策略主要包括躯体并发症护理、饮食计划运动计划的实施。以下是针对进食障碍患者的常见护理问题列出的护理措施。

1. 护理评估 评估极其重要，需要对患者从生理、心理、社会等角度进行全面的评估。

（1）观察患者，进行体格检查，收集病历和实验室检查资料，与患者及家属交谈获得相关信息。

（2）评估患者进食量、进食种类、进食行为、进食前后的情绪变化、体重变化。

（3）评估患者运动方式、运动强度、运动时间、有无过度运动、卧床时间、有无外伤。

（4）评估患者生命体征、皮肤完整性、循环系统改变、电解质及代谢紊乱、内分泌改变、意识状况。

（5）评估患者对疾病认识、对食物及体重的态度、是否有体像障碍、有无对体重的超价观念、价值观、生命观。

（6）评估社会心理状况、家族史、既往史、用药情况及不良反应、实验室检查结果。

2. 常见护理诊断

(1) 营养失调：营养摄入低于机体需要量。

(2) 体液过多：双下肢水肿、腹腔积液、心包积液。

(3) 有感染的危险：免疫力下降。

(4) 体温过低：多在36℃以下。

(5) 便秘。

(6) 不合作：否认疾病，拒绝配合治疗。

(7) 恐惧：恐惧进食，担心发胖。

(8) 相关知识缺乏：缺乏进食障碍疾病的相关知识，缺乏营养和保持健康的知识，缺乏对健康体型的常识，不了解疾病的严重性、长短期后果以及并发症的危险。

3. 一般护理

(1) 一日三餐规律，保证营养的摄入量，按照饮食计划执行。

(2) 每周空腹测量体重1次，并记录；新入院患者必要时记录出入量。达到每周体重增长1~2kg。

(3) 观察二便情况，发现尿量过少或过多、便秘、腹泻及时处理并记录交班。

(4) 观察睡眠质量，对入睡困难、睡眠中断、早醒、拒绝睡眠者及时安慰处理。

(5) 对身体虚弱，不能自理，以及有坠床、摔倒、自杀、冲动者及时设立陪护。

(6) 提供与外界交流的机会，促进安心住院。

4. 安全护理

(1) 要求随时做好躯体抢救和精神科意外应急事件的处理准备。

(2) 进食障碍患者常因躯体严重虚弱无力出现摔伤，特别是如厕时，需要专人协助。

（3）要随时发现并制止进食障碍患者过度运动，避免运动意外如滑倒、跌倒、骨折、肌肉拉伤等。

（4）要关注进食后出现的胃肠不适如急/慢性胃扩张、胰腺炎、肠梗阻；抠喉诱吐者要注意有无误吸或窒息。

（5）关注患者藏匿物品，以免患者做自伤、自虐、自残、自杀、冲动、吞食之用。

（6）做好安全检查，禁止携带各类药品。

5. 执行饮食、运动计划

（1）讲解进食障碍患者饮食、运动计划内容，执行的相关规定。

（2）按照医嘱执行饮食、运动计划，观察记录执行情况。

（3）鼓励、肯定患者的良好行为，对不良行为及时指出和矫正。

（4）及时干预因为执行饮食、运动计划所产生的压力和矛盾冲突，如发脾气、冲动等。

（5）注意常见的靶行为，如进餐、加餐超时30min，进餐后呕吐，藏匿食物，大量饮水，过度运动，测体重作弊，拒食，偷窃行为，着装异常。

（6）执行矫正计划的原则：首先，要正确执行饮食、运动计划，采取个体化、人性化的措施，尊重患者，允许患者攀比和要求平等的心理需要。其次，要强调护理行为的一致性，避免矛盾与纠纷，鼓励促进患者的成长。第三，对患者的违规行为给予客观描述，不给予评判。第四，对运动行为进行分级管理，按照发生次数给予蓝橙红色警告，当达到红色警告时执行行为矫正，如静坐、不可自由活动、保护性约束等。

6. 治疗护理

（1）动态监测生命体征变化，检测血尿便常规、血生化，再喂养期间监测意识状况，肌肉张力，神经系统体征。

（2）预防和控制感染，对白细胞低下、低蛋白血症、感染发热患者做好医院感染控制工作。

（3）做好输液过程的安全护理，防止患者拔出输液管或加快点滴速度。

（4）心功能异常患者补液期间要监测心功能水平，避免发生急性左心心力衰竭和心力衰竭。

（5）患者使用的抗抑郁药、抗精神病药和其他一切用药均遵从医嘱执行。

7. 心理护理

（1）帮助患者接受治疗：患者不愿住院、要求得不到满足、家庭关系处理不当，以及治疗后出现不良反应等都会使患者感到焦虑不安，从而影响治疗的依从性。可采用个别和集体心理治疗，用启发、诱导、支持等方法消除患者的紧张、焦虑、恐惧情绪。

（2）放松训练及患者中心疗法：通过倾听，表示理解，支持、同情等增加患者的适应能力，帮助指导患者分析、认识所面对的困难。

（3）处理焦虑、恐惧：帮助患者认识到是疾病导致这些情绪，当情绪波动时要接受它，压抑通常不会消除不良情绪。

（4）促进行为矫正的心理依从性，控制外部行为，改变不良行为模式。

（5）体重增长会加重困扰，要给予理解。

（6）建立信任关系。

（7）积极处理各种躯体不适。

（8）让家属了解患者的压力，获得支持。

（9）对患者病态行为要表达理解：护理人员要耐心倾听、不打断、不否认患者的表达，医疗护理保持一致，护理行为不打折扣，及时沟通，了解患者的情绪来源，帮助患者认识并建立情绪与刺激之间的联系。对患者的情绪表达在我们身上激起的负性情绪保持觉察，以做到客观地观察和判断，保持自身情绪的稳定,不与其争辩。

(10) 密切关注患者有无自伤自杀行为:相比之下,神经性贪食更容易出现自伤自杀行为。护理人员要密切观察患者的日常行为,防止发生意外,并与家属保持联系。

8. 出院指导

(1) 向患者和家属告知进食障碍需要长期的治疗与康复。

(2) 结合具体情况指导出院后的饮食运动计划,延续住院的经验。

(3) 出院计划,安排随访指导。

(4) 鼓励参加社区康复计划。

总之,进食障碍患者的住院护理涉及躯体康复、心理成长、家庭调整、社会适应、营养治疗、药物治疗、心理治疗等多方面。进食障碍患者的护理要求远远高于其他疾病患者,护理人员不仅要有精湛的业务,还需具备良好的心理学素养。

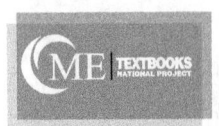

进食障碍的精神疾病共病

第6章

进食障碍常常与心境障碍、焦虑障碍、物质滥用、人格障碍等多种精神障碍共病，而且共病率较高。进食障碍的共病对患者的临床表现、诊断、治疗及预后有很大影响。研究显示进食障碍共病其他精神障碍会增加疾病的严重程度、延长病程或增加治疗的难度，也增加了患者自杀率。

一、抑郁障碍

由于所选样本不同，有关抑郁障碍在进食障碍患者中的发病情况不同，其共病研究结果差异很大。然而所有研究都发现进食障碍的精神疾病共患率是非常高的。临床就诊的进食障碍患者中大约有一半患者有过重性抑郁病史，患病率远高于非精神障碍对照组。对于进食障碍不同亚型共病抑郁障碍的比率研究，我们发现抑郁障碍与贪食行为关系更为密切。如德国的一项研究显示，限制型厌食患者中15%有过重性抑郁发作病史，而暴食型厌食和神经性贪食患者中有46%有重性抑郁发作史。有研究显示暴食型厌食患者合并抑郁障碍的比率最高。

共患抑郁症的进食障碍患者其焦虑、内疚及强迫障碍状较单纯抑郁症患者更严重，但社交退缩和兴趣丧失则较单纯抑郁症患者为轻。

有无共病抑郁症不能预测进食障碍患者对治疗的反应。有研究显示,进食障碍在体重恢复前,抗抑郁剂无助于缓解抑郁症或增加体重,如果抑郁症状并未严重到妨碍饮食恢复或心理治疗,患者亦无自杀倾向,则不建议在体重恢复阶段使用抗抑郁剂。如果进食障碍患者在体重恢复正常后仍有持续的抑郁症状,则可酌情使用抗抑郁剂进行治疗。不过当抑郁症状严重到妨碍患者有效参与治疗时,则可考虑从治疗开始就联合使用抗抑郁剂。

二、双相情感障碍

神经性贪食患者共患双相情感障碍的比例也高于一般人群,如果相关症状妨碍患者有效参与心理治疗或威胁到患者的安全,则应考虑使用心境稳定剂治疗。因为神经性贪食患者的暴食和清除常引起体液与电解质紊乱,易造成碳酸锂血浆浓度不稳,所以锂盐不适用于这类患者。

神经性厌食患者共患双相情感障碍的概率较低,需要药物治疗共患的双相情感障碍时,也要慎用锂盐,因为神经性厌食患者常常处于脱水状态,且多有肾功能不全。

三、焦虑障碍

进食障碍患者中共患焦虑症状的患者较多见,然而只有某些类型的焦虑障碍在进食障碍患者中患病率增高。美国一项研究显示,厌食患者中有1/5共患社交恐惧症,比对照组高10倍。神经性贪食患者常常共患社交恐惧症、单纯恐惧症或创伤后应激障碍。德国一项对贪食症的研究发现有一半患者符合社交恐惧症的诊断。暴食障碍患者则常常共患单纯恐怖症或惊恐障碍。

焦虑障碍常常发病于进食障碍之前,部分神经性厌食和神经性贪食患者在童年就患有广泛性焦虑障碍。另外，年幼的神经性厌食患者共病强迫障碍的概率要高于成年患者，神经性贪食患者比神经性厌食患者有更多的童年创伤史和创伤后应激障碍。

尽管没有证据表明共患焦虑障碍对进食障碍的治疗有显著影响，但这些并存的问题也应在治疗计划中说明。有些共患的焦虑障碍可能需要在治疗中予以解决，例如创伤后应激障碍。SSRIs 和 TCAs 对进食障碍共患的惊恐障碍、恐惧症和创伤后应激障碍有显著改善作用，治疗中可酌情使用。

四、强迫障碍

很多研究发现进食障碍患者中强迫障碍的患病率也很高。美国一项研究发现 16% 的进食障碍患者共病强迫障碍，比对照组高 4 倍，而德国的研究也提示同样的患病率。不同亚型进食障碍患者强迫障碍的患病率是相似的。

进食障碍与强迫障碍之间的关系目前还不是很清楚。有学者认为这种现象实际上是抑郁症状和强迫症状之间的关系，因为抑郁症状会加重强迫症状，因此进食障碍患者的强迫症状可能继发于抑郁症状而不是继发于进食障碍本身。然而目前还没有对进食障碍伴发抑郁和不伴抑郁时的强迫症状发生率进行比较研究。另一个可能性是强迫症状是节食导致饥饿状态的结果，因为饥饿状态，不仅会导致患者出现抑郁症状，也会出现强迫症状。

还有学者认为进食障碍是强迫障碍的一种形式。有研究发现强迫障碍患者中进食习惯不良以及对体重和体型过分在意的人比较多；另有研究发现厌食症患者的母亲患强迫障碍比率高于正常。然而强迫障碍患者中进食障碍患病率并没有增加；而且只有一部分进食障碍患者共患强迫障碍；两种疾病的病程也不同；对于强迫障碍非常有效的抗抑郁药，治疗进食障碍的效果却欠佳。所以，目前无明确证据支持进食障碍是强迫障碍的一种形式。

五、物质滥用/依赖

物质滥用在进食障碍患者中很常见。有研究表明神经性厌食暴食清除型患者比限制型患者更容易出现物质滥用，例如一项前瞻性研究发现女性暴食清除型患者比限制型患者发生物质滥用的概率高7倍。神经性贪食的患者中约有22.9%同时患有酒精滥用。暴食障碍患者共病物质滥用的风险亦高于一般人群，且男性患者的风险高于女性患者。

一般共病物质滥用的进食障碍患者多存在冲动控制问题，如商店偷窃、自杀行为、自伤行为及泻药滥用。

与仅患物质滥用的患者相比，进食障碍与物质滥用共患的患者住院时间更长，治疗依从性更差。治疗共患障碍时，需同时应用两种治疗方案。因物质滥用可能增加进食障碍的并发症发生风险，故在治疗中要加强监测、及时处理并发症。如果进食障碍患者由于物质滥用比较严重，阻碍了常规的进食障碍的治疗，则需要先治疗物质滥用，然后治疗进食障碍。

六、创伤后应激障碍

一项国内调查显示女性贪食症患者中，创伤后应激障碍的终生患病率接近37%，远远高于普通人群的患病率。创伤史及创伤后应激障碍病史对治疗产生重要影响，必须予以考虑。

一项研究对80名女性神经性贪食患者与对照组进行比较，发现尽管神经性贪食患者确实比对照组有更多的身体虐待史，但是两组之间差异最明显的是心理虐待，在性虐待史上两组间无差别。在145名暴食障碍门诊患者中，情感虐待与更大程度的对身体不满意、更高的抑郁水平和两性交往中更明显的自卑相关。另有一个对236名女性非临床样本的研究发现，情感虐待是唯一能引起成人期不健康进食态度的儿童期创伤类型。

有关进食障碍患者的症状与创伤之间的关系有以下一些解释：①创伤常导致强烈的负性情绪，如愤怒、痛苦、焦虑以及无助感，暴食或节食行为可能是麻痹这些负性情绪的一种方式。②呕吐/清除行为和/或节食可能是个体清除创伤经历的一种象征性方式。③通过暴食和/或节食，个体可能表达创伤所致的愤怒、害怕、罪恶、自卑等情感。④暴食和/或节食行为可能是患者使身体缺乏性魅力，从而在生理上和心理上都建立一个屏障，和其他人保持一定的距离，不与他人亲近的一种方式。⑤暴食和/或节食可能是一种放松和平静的方式，使创伤事件伴发的负性情感得以缓解。

七、人格障碍

进食障碍患者中共患人格障碍较常见，据估计在42%~75%。共患人格障碍常提示预后不良。

人格障碍与进食障碍的关系，一般认为有以下两点：第一，人格障碍增加了发展为进食障碍的危险性；第二，人格特点或人格障碍的加重是进食障碍的并发症、结果或后遗症。

神经性厌食症患者C组人格障碍发病率较高，如回避型、依赖型、强迫型、被动攻击型；而神经性贪食患者更易表现B组人格障碍，如边缘型、表演型和自恋型人格特征。伴有人格障碍的进食障碍患者比不伴有人格障碍的进食障碍患者更易共患情感障碍和物质滥用。暴食清除型厌食患者中人格障碍的共患率比限制型厌食和正常体重的贪食患者中更高。

虽然尚无系统的研究，但临床调查表明，边缘型人格障碍与对进食的错误态度有关,还与治疗效果差、病理心理的发生有关;病态人格、特别是边缘型人格的存在,表明除治疗进食障碍的症状外,还应长期治疗潜在的人格问题以及患者处理人际关系的方式。

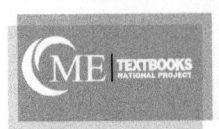

特殊人群进食障碍

第 7 章

一、男性患者

(一) 流行病学

进食障碍好发于青年女性,有资料显示,总体上来说进食障碍的患者中,男性所占的比例为 5%~15%。女性患者所占比例远高于男性患者,这一结果可能和男性进食障碍受到忽略有关。公认的进食障碍首次病例报告是发表在 1689 年的 2 例神经性厌食患者,其中 1 例为男性,另 1 例为女性,然而由于种种原因,在后来的进食障碍领域中男性被忽略了。19 世纪后期,是对内分泌疾病认识的鼎盛时期,当时认为神经性厌食是产后垂体坏死导致的,这一病因学假设显然是将男性排除在外的。而在早期精神分析理论认为进食障碍患者自我饥饿是对进食导致怀孕的性幻想的防御,显然男性仍被排除在外。

近年来,针对男性青少年的研究显示,性别比例在此病的发病上并不如之前所认为的那样悬殊。有研究抽取了一个社区样本,采用世界卫生组织复合式国际通用诊断访谈(World Health Organization composite international diagnostic interview)进行分析,当将仅仅符合部分诊断标准(主要是符合低体重标准)

的人也包括进来时，发现患厌食症的女性与男性之比为2：1。还有研究认为，当出现进食障碍时，男性更倾向于隐瞒，因此进食障碍在男性中的发生率可能是被低估的。一项对海军进行的研究报告显示，男性厌食症的发生率为2.5%。

在实际临床中进食障碍的女性患者远多于男性，通常认为达10~20倍。临床上男性患者比例低的一些可能原因如下。

（1）在临床工作中对男性患进食障碍的警惕性低，这可以导致检出率低。

（2）男性与女性对于进食障碍的接受度不同，男性更羞于承认或表达这一问题。

（3）男性进食障碍患者的一些临床特征使诊断率降低。例如，男性更多地关注他们的社会地位而不是减肥，并且在对身体形象的关注方面，男性更多注重他们的体型而非体重。在男性中如果缺乏一些必要的原因，如疾病等，节食行为是很少见的，而在女性中节食则是非常普遍和受接纳的。

（4）男性进食障碍有一些特定的形式，比如"反厌食症"（reverse anorexia nervosa），即身材高大并有强壮肌肉的个体，却觉得自己瘦弱，为此回避社交，他们存在对体型或体重的过度关注和过分评价。

（5）临床中使用的评估工具更适用于女性，如饮食态度调查表和进食障碍问卷。即使男性与女性的临床表现水平相当，男性的得分也要低于女性。

（二）治疗

目前尚无关于男性进食障碍治疗的系统研究。男性进食障碍仍是基于一般性的治疗措施，没有特别针对性措施。虽然如此，在治疗的某些具体方面男女会有不同。关于力量训练，在开始治疗阶段对患者的解释是为保持体型和减低体重，而在体重恢复阶段则强调帮助患者的肌肉由瘦弱变强大。在药物治疗方面,临床上对18岁以上男性患者,根据需要会使用外源性睾酮以提高机体的睾酮水平,直到他们自身睾酮水平随着体重的增加而恢复。睾酮水平的恢复也会促进肌肉变强壮,改善情绪。患者体重一旦恢复到正常水平,外源性睾酮即停止使用。

心理治疗中,对于男性患者需要进行有关性别角色的讨论,也需要对患者的性取向进行了解,但是男性进食障碍患者中同性恋只占少数,临床上不应该假设他们的性取向。

二、糖尿病患者

(一)流行病学

糖尿病是一个全球疾病,目前我国是世界上仅次于印度的糖尿病第二大国,患病率为3.9%~6.4%,并呈逐年增高态势。而糖尿病与进食障碍高发病率显著相关,Goodwin等进行了一项3000例样本的研究,发现糖尿病患者中进食障碍的发生率为正常人群的2.4倍。

(二)共病机制

虽然1型和2型糖尿病患者的进食障碍发生率没有显著差异,然而它们的心理病理会有一些不同。1型糖尿病多为青少年起病,这一阶段的个体对自身的体型体重关注较多,而糖尿病对健康饮食和体育锻炼的强调,进一步加重了患者的这一特点,因此更容易出现饮食失调行为。此外,在糖尿病的治疗中需要对体内血糖水平和胰岛素用量频繁关注,这种高度警觉以及疾病可能造成死亡的应激,可以导致一些有焦虑特质的个体更容易出现心理问题,包括进食障碍。2型糖尿病患者容易出现抑郁,容易出现暴饮暴食行为,更易于超重,且难于降低体重。抑郁的原因一方面在于长期服药带来的压力,另一方面则是患者努力地限制摄入，当出现暴饮暴食时非常沮丧，而沮丧的情绪会更进一步加重饮食管理的困难，这又会导致抑郁的加重，如此恶性循环。

（三）诊断

在糖尿病患者中明确做出进食障碍的诊断是比较困难的，因为控制血糖而进行控制体重、增加运动，与进食障碍中对体重的过分关注存在着部分重叠。临床上糖尿病患者出现无法解释的低血糖或者酮症酸中毒及糖化血红蛋白（HbA1c）的持续升高（这可能提示胰岛素的漏用以使体重降低），应高度警惕进食障碍的可能。

（四）临床特点

共患进食障碍的糖尿病患者并发症的发生率显著高于那些未共患进食障碍的患者。共患神经性贪食的1型糖尿病患者可能出现胰岛素忽略（insulin omission）或胰岛素清除（insulin purging），即患者通过注射比实际需要量少的胰岛素来达到减轻体重的目的。当一个人注射胰岛素剂量小于正常量时，就会出现高血糖及尿糖阳性等结果。此时，机体的脂肪和肌肉储备释放以满足能量的需要，这就会导致体重的下降。对1型糖尿病患者而言，胰岛素清除是除节食之外最有效的一种减肥方法。然而这些患者可能出现调节胰岛素剂量失败而出现低血糖现象，或者因为暴饮暴食，即使增加了胰岛素剂量，仍然增加了体重。与单纯的糖尿病患者相比，共病进食障碍的糖尿病患者血糖控制更加不理想，糖化血红蛋白值更高，而这些与糖尿病的微血管病变并发症是密切关联的，如糖尿病视网膜病变等。因此他们的糖尿病并发症发生率更高，最终导致死亡率的增加。

(五) 治疗

1. 药物治疗 选择性 5-HT 再摄取抑制剂 (SSRIs) 对于糖尿病伴抑郁的患者来说是有效且安全的,对于共病进食障碍患者的维持治疗也是有益的。因为大量进食障碍的患者伴有抑郁,而抑郁又阻碍了患者的血糖控制,因此对抑郁的治疗是非常必要的。

2. 心理治疗 不能坚持用药方案、饮食管理和其他方面的自我管理,在糖尿病共病进食障碍的患者中是非常常见的。在这些方面不能坚持与他们的自知力缺乏有关,同时也与治疗所带来的一些躯体不适有关,包括有创的医疗方式(例如,手指血糖检测,胰岛素注射)和药物的不良反应(如二甲双胍等药引起的胃肠道不适)。虽然教育是提高糖尿病患者自我管理技能的最主要方法,但对于共病进食障碍的患者,这一方法并不足够。强调一些负性的结果,比如糖尿病的并发症问题,并不会对共病进食障碍的糖尿病患者的自我体型错误感觉产生影响。因此,在糖尿病共病进食障碍的患者的心理治疗中,自我控制和治疗措施的坚持是关键问题。此外,心理治疗还应包括对身体不满意(例如:关于体型和身体功能)、糖尿病日常管理所带来的沮丧情绪、疾病对生命的威胁、患病后与朋友的关系等的干预。

三、孕妇

(一) 流行病学

进食障碍常常会影响育龄妇女的妊娠期,大约 5% 的孕妇有明显的进食障碍症状。进食障碍的患者在不孕门诊也极为普遍。一项研究发现大约 17% 的接受治疗的不孕症女性存在进食障碍问题。许多既往未患进食障碍的女性,在妊娠期也可能出现对体型的过度关注和一些与进食相关的不良观念。这些不良观念导致孕期女性进食障碍症状的出现和加重。危险因素包括:受教育水平低、年轻、既往曾有进食障碍症状以及抑郁状态等。

(二) 进食障碍对育龄妇女受孕的影响

进食障碍对育龄妇女受孕存在影响,并且神经性厌食和神经性贪食对育龄妇女受孕的影响有些不同。一般认为神经性厌食患者的生育能力降低,原因是营养不良导致的性腺功能减退伴随排卵停止。神经性厌食的女性患者中生育率大约为 1/3。而神经性贪食患者通常较少伴发有月经周期的改变和生育能力的减退。事实上,由于贪食症患者的危险性行为如性乱交和一些错误观念使她们的怀孕率理论上比厌食症高。然而,在妊娠期并发症、治疗和预后方面,神经性厌食和神经性贪食基本上相似。

(三) 怀孕对进食障碍症状的影响

关于这一影响的研究结论并不一致。有的研究报道显示妊娠期患者进食障碍症状得以改善,分娩后,患者或维持这种改善或回复到原有的症状;有的研究发现因为妊娠阶段的体型改变和体重增加,妊娠期间患者的进食障碍症状加重;有的研究认为妊娠阶段患者进食障碍的症状没有变化;另外有研究则发现在妊娠期或分娩后患者会出现新的进食障碍症状。

(四) 进食障碍对孕妇的影响

患有进食障碍的孕妇出现各种妊娠期并发症的风险增高,这些并发症的严重程度是由患者的营养不良程度和进食障碍症状的特点决定的。妊娠期并发症包括妊娠剧吐、贫血、流产、剖宫产(大约 25%)、妊娠高血压综合征、先兆子痫、阴道流血、体重的增高或降低、会阴切开术后伤口裂开等。在一般人群中妊娠剧吐的发生率约为1%，而在进食障碍的患者中发生率则高达67%。患有进食障碍的女性产后抑郁的发生率显著升高，大概为33%，而普通人群的发生率最多为13%。这一发病率的增加可能与患者分娩后对体重的担忧有关。反之，产后抑郁又可以引起进食障碍症状的加重，尤其是对于神经性贪食症的患者。

（五）进食障碍对胎儿和婴儿的影响

患进食障碍的母亲生产的婴儿出现进食障碍的概率更高，这可能发生在早产、低出生体重、低Apgar评分、小脑畸形以及唇腭裂等发育畸形儿身上。进食障碍母亲生产的孩子在出生后第一年发育不良的比例为17%，而且母婴关系也会受到一些干扰，可能会出现母婴关系的极度疏远、混乱或看护关系的逆转。母亲患有进食障碍，若其子女也患有进食障碍或出现进食行为的异常，其原因可能来自遗传因素，也可能来自父母的养育方式、子女对父母进食行为的模仿以及不正常的家庭关系。而且，如果母亲患有进食障碍，子女出现精神疾病的风险也更高，包括抑郁症和酒精依赖。

（六）处理原则

1. 预防为主　由于进食障碍对孕妇和胎儿均具有严重的不良影响，对于那些希望怀孕的进食障碍患者，临床医师应建议她们尽量先治疗进食障碍再进行备孕。

2. 评估与指导　对孕期出现的进食障碍的患者应全面地评估进食障碍情况和帮助孕妇了解进食障碍将要对妊娠产生的影响，因为患有进食障碍的孕妇在妊娠期和分娩期更容易出现并发症。

对于存在进食障碍的孕妇，除了营养治疗外，还需要严密监测其心血管状态。她们可能由此发生吐根心肌病（ipecac cardiomyopathy）、心动过缓或者心输出量降低，甚至出现严重的低钾血症导致的心脏病。进食障碍的孕妇也有可能发生低钙血症和身体脂肪不足，从而影响乳汁的分泌。她们还可能出现肾脏疾病、高淀粉酶血症、高/低钠血症、皮肤脆性增加等，这些情况也需要加以处理。

综上所述，对患有进食障碍的孕妇进行治疗需要团队合作，包括妇产科医生、营养师、精神科医生和心理治疗师。疾病的尽早发现对于有效治疗至关重要。对妊娠期患者的治疗着重于对胎儿及母亲的健康支持。治疗团队应该对体重的恢复以及预期的体重目标达成一致。一般来说，门诊监测和治疗就可以了，但是住院治疗相对来说更加安全，住院的指征包括：在妊娠中期的3个月中连续2周体重增加不明显或者出现妊娠剧吐。

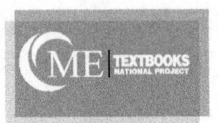

进食障碍的人群防治

第8章

一、政策和各部门的支持

我国对于精神卫生工作的重视力度不断加大，精神卫生法早在30年前就开始起草。在精神卫生法出台之前，政府部门发布一系列重要文件指导精神卫生工作，例如近年来的《中国精神卫生工作规划（2002—2010）》《关于进一步加强精神卫生工作的指导意见》《全国精神卫生工作体系发展指导纲要（2008—2015年）》《精神卫生防治体系建设与发展规划》《医药卫生中长期人才发展规划（2011—2020）》等，对精神卫生工作进行了细致全面的规划。2013年5月1日，《中华人民共和国精神卫生法》的正式实施，标志着我国精神卫生事业一个里程碑式的飞跃，我国的精神卫生事业终于有法可依。

《精神卫生法》中明确规定了预防为主的工作方针，坚持预防、治疗和康复相结合的原则，并设专章规定了各部门、单位、学校等在心理健康促进和精神障碍预防方面的责任。对于引导公众关注心理健康，增强心理健康意识，提高心理健康水平，减少精神障碍的发生，必将产生重要的推动作用。

《精神卫生法》第二章的所有条文都是关于心理健康促进和精神障碍预防的内容。要求各级政府及有关部门采取措施，加强心理健康促进和精神障碍预防工作，提高公众心理健康水平；用人单位应当创造有益于职工身心健康的工作环境，关注职工心理健康；各级各类学校应当配备或者聘请心理健康教育教师、辅导人员，对学生进行心理健康教育。考虑到家庭在精神障碍预防和患者看护方面具有重要作用，精神卫生法明确了家庭的相关责任，要求家庭成员之间应当相互关爱，创造良好、和睦的家庭环境，提高精神障碍预防意识；发现家庭成员可能患有精神障碍的，应当帮助其及时就诊，照顾其生活，做好看护管理。此外，精神卫生法还对医务人员、社区、新闻媒体、社会组织、心理咨询人员在心理健康促进和精神障碍预防方面的责任做出了规定。

《全国精神卫生工作体系发展指导纲要（2008—2015年）》对于精神卫生工作提出了以下目标。

（1）工作体系建设目标："中小学建立心理健康辅导室、设置专职教师并配备合格人员的学校比例，到2015年城市达到60%、农村达到30%。开展心理行为问题预防工作的县（市、区）的比例，到2015年达到80%。建立重性精神疾病管理治疗网络的县（市、区）的比例，到2015年达到95%以上。开展精神疾病社区康复的县（市、区），到2015年达到85%。建立健全精神卫生防治服务网络并在精神卫生工作中发挥主导作用。到2015年所有的县（市、区）建立精神卫生防治服务网络。"

（2）工作指标与目标："在学校开展心理健康教育的比例，到2015年城市达到85%、农村达到70%。在开展心理行为问题预防工作的县（市、区）中，居民能够方便获得心理健康指导的比例，到2015年城市达到90%、农村达到80%。在建立重性精神疾病管理治疗网络的县（市、区）中，重性精神疾病患者获得有效管理治疗的比例，到2015年达到80%。在开展精神疾病社区康复的县（市、区）中，精神疾病患者接受康复服务的比例，到2015年达到80%。降低儿童和青少年精神疾病和心理行为问题发生率（2005年部分地区调查为13.4%~15.6%），到2015年降为10%。提高普通人群心理健康知识和精神疾病预防知识知晓率（2005年部分地区调查为30%~40%），到2015年达到80%。"

二、人员培训

《精神卫生法》对于人员培训有专项条文规定：

第六十四条 医学院校应当加强精神医学的教学和研究，按照精神卫生工作的实际需要培养精神医学专门人才，为精神卫生工作提供人才保障。

第六十五条 综合性医疗机构应当按照国务院卫生行政部门的规定开设精神科门诊或者心理治疗门诊，提高精神障碍预防、诊断、治疗能力。

第六十六条 医疗机构应当组织医务人员学习精神卫生知识和相关法律、法规、政策。

从事精神障碍诊断、治疗、康复的机构应当定期组织医务人员、工作人员进行在岗培训，更新精神卫生知识。

县级以上人民政府的卫生行政部门应当组织医务人员进行精神卫生知识培训，提高其识别精神障碍的能力。

第六十七条 师范院校应当为学生开设精神卫生课程；医学院校应当为非精神医学专业的学生开设精神卫生课程。

县级以上人民政府的教育行政部门对教师进行上岗前和在岗培训，应当有精神卫生的内容，并定期组织心理健康教育教师、辅导人员进行专业培训。

1. 主要培训对象

（1）精神科专科医生以及从事进食障碍诊疗工作的专业人员。

（2）各级综合医院、其他专科医院、乡镇卫生院、诊所和护理院中非精神科执业医师、医学心理咨询师、心理治疗师和医疗各科护理人员及卫生人员。

（3）社区和大中型企事业单位医疗设施中的全科医师、初中级卫生保健人员、精神卫生社会工作者。

（4）小学各年级的班主任，大中学校教师、青少年教育工作者和教育心理学辅导员。

（5）非政府团体及热心社会公益的群众组织中的志愿者。

（6）进食障碍的亲属和其他照料人员。

2. 培训方式　对于上述第一类人员：通过全国培训的方式提高精神科医生总体诊治水平；依托中华医学会精神医学分会和中国医师协会精神科医师分会进行培训，建立进食障碍治疗工作组。通过将全国培训常规化并分层次开展（每年一次，需要国家卫生和计划生育委员会、中华医学会支持），建立全国进食障碍防治网络。

对于第二类人员：可通过进修学习和继续教育课程两种方式进行。一方面综合医院可指派心理科的医生到专业机构进修，另一方面可以将进食障碍诊疗技术课程列入晋升主治医师后的继续教育内容。可指定专门的培训机构，作为综合医院医生进修学习进食障碍的机构。继续教育项目可两年一次，由专业机构承办，各综合医院选派医生参加。继续教育课程可由专业机构的学术团队承担授课任务。

对于上述第（3）、（4）、（5）、（6）类人员：可采用讲座或培训班的形式，并采取启蒙性与提高性相结合的方法，举办定期或不定期的各级各类培训课程。另外，应针对理论讲课的重点内容组织安排适当的见习或实习，以提高学员的感性认识，加深对进食障碍知识的理解。

3. 培训内容　根据不同培训对象的可接受水平，以《进食障碍防治指南》为基础，以进食障碍的诊断标准、治疗手段为重点，编写繁简程度不一的培训手册。

对于精神科专科医生，重点培训对于有严重躯体并发症、体质量指数较低、共病其他精神障碍患者的诊疗技能，提高在进食障碍诊疗方面的实际操作能力。

对于非精神科医疗人员，培训重点强调"体重下降"和"呕吐"等现象在进食障碍中的心理和行为特点，致力于建立和完善联络会诊和转诊的制度，努力建立"绿色通道"。

对于非医疗人员，培训内容主要为进食障碍的基础知识，如"什么是进食障碍""具体表现有哪些""如何早期发现进食障碍人群"等。

三、精神卫生的健康教育

《精神卫生法》对于精神卫生的健康教育方面有专门的条文：

第二十二条 国家鼓励和支持新闻媒体、社会组织开展精神卫生的公益性宣传，普及精神卫生知识，引导公众关注心理健康，预防精神障碍的发生。

《全国精神卫生工作体系发展指导纲要（2008—2015年）》确定的宣传部门的职责是：宣传部门负责协调宣传单位和新闻媒体，通过大众化的信息手段，开展多种形式的公益性、群众性精神卫生知识宣传教育，倡导体质健康、心理健全的生活方式。《纲要》对有关的人民团体、社会组织也提出了宣传精神卫生知识、预防精神障碍发生的职责要求。例如，对各级共青团组织的要求是：配合政府有关部门开展青少年精神卫生状况调查，开展多种形式的宣传教育活动，为青少年心理健康提供有效服务，帮助青少年养成健康的生活品质，培养高尚的道德情操。对各级妇联组织的要求是：开展面向妇女的心理健康宣传教育，提供相关的咨询和维权服务。

由于进食障碍主要发生在青少年期，以女性为主。现有的流行病学研究资料显示,该病的发病年龄为12~25岁的青少年,而且在儿童中越来越多见。所以,有针对性地对青少年的相关健康教育尤为重要。

如《精神卫生法》第十六条:各级各类学校应当对学生进行精神卫生知识教育;配备或者聘请心理健康教育教师、辅导人员,并可以设立心理健康辅导室,对学生进行心理健康教育。学前教育机构应当对幼儿开展符合其特点的心理健康教育。

教师应当学习和了解相关的精神卫生知识,关注学生心理健康状况,正确引导、激励学生。地方各级人民政府教育行政部门和学校应当重视教师心理健康。

学校和教师应当与学生父母或者其他监护人、近亲属沟通学生心理健康情况。

1. 健康教育的目的和意义 健康教育的目的在于提高患者、家属及公众的健康知识水平,改善他们对待个人和饮食的态度,增强自我保健能力,促进心理健康,形成有益于个人和家庭的认知理念、健康行为和生活习惯,有效地控制进食障碍的发生和发展,降低进食障碍的发病率,也就是实现进食障碍的预防。

健康教育不仅在于帮助患者、家属及公众解决实际困难,如改善人际关系和不良情绪,从而提高生活质量,而且能够开发个人潜能,变被动接受为主动参与,提高对环境的适应能力和解决问题的能力,实现人格的成长。

2. 健康教育的方式 因为进食障碍患病人群主要为青少年学生,所以该病健康教育的重点是在学校开展相关精神卫生知识教育。坚持课堂教育与课外活动相结合,教育与指导、咨询与服务的紧密配合。同时教师应当学习和了解相关精神卫生知识,有意识地关注学生心理健康状况,来正确引导、激励学生。定期组织心理健康教育教师、辅导人员进行专业培训,由他们利用心理健康教育课向学生宣讲心理健康和科学进食的知识。学校应当与家长密切配合,及时沟通信息。有利于尽早发现问题,预防进食障碍的发生。除了学校外,在社区、公益讲堂、医院也应广泛进行该病的科普宣传、健康讲座等。

(1) 讲座

1) 医疗专家:不仅是精神科医师,还包括营养科医师、消化科医师以及相关的护理人员。将健康专业知识和临床实践经验相结合,进行深入浅出的健康知识宣讲。

2) 患者专家:指那些已经康复或正在康复的进食障碍患者。他们更能准确、深刻地了解其他处于疾病期的患者的各种心理需求及内心冲突。可以介绍从自己切身体会中总结出的宝贵经验和教训。

3) 家属专家:是曾经或正在照顾、护理进食障碍患者的家属。他们和患者专家相辅相成,让讲座更加具有影响力。

(2) 媒体

1) 书面形式:印制进食障碍健康宣传手册、宣传单,矫正大众目前对于体重和体型的歪曲认知,建立科学的审美标准;出版发行科普书籍,促进大众对于进食障碍相关知识的了解,以及讨论如何维持健康的体重;在报刊、杂志上发表相关文章,让更多人了解进食障碍的危害性。

2) 电视广播:与电视台、电台合作,制作公益宣传片或专题节目,对专业人士或康复期的进食障碍患者进行访谈,面向大众宣传正确的价值观——自我价值不能通过过度控制体重和体型来实现,避免大众为了追求完美身材而走入进食障碍的误区。

3) 网络:建立信息平台,帮助专家和患者及家属相互沟通,如论坛发帖,专业人士定期回答进食障碍患者和家属在网站的提问,充分利用现代声讯设备制作幻灯片,普及进食障碍的基本知识,制作健康教育视频,还可以建立专业网站,从而使更多人受益。

(3) 团体

1)志愿者协会:由已经康复和正在康复中的患者组成。在这个组织中患者除了彼此之间互相帮助和支持外,还可积极与专业人士携手,定期组织专家和患者进行面对面的咨询及联谊活动,并在活动中提供力所能及的服务。

2)家属联谊会:由家属自发组成互助团体,定期联谊。在这个团体中除了共同寻找和孩子共同面对疾病的合理方法,以及改善家长和孩子之间目前存在的问题之外,家长自身的心理健康也可以进行交流。

3. 健康教育的内容及策略

(1)普及营养学基本知识

1)营养需全面,能量需充分:营养是生命体不断地从外界摄取所需物质以维持生命活动的过程。凡是能维持人体健康以及提供生长、发育和劳动所需要的各种物质被称为营养素。人体所必需的营养素有四十多种。大致可分为七大类:糖、蛋白质、脂类、矿物质、维生素、水和膳食纤维。

能量是一切生命活动所需要的动力,人类生存的能量主要来源于食物。能量不足,会导致生长发育迟缓、消瘦、活力消失,甚至生命运动停止而死亡。能量过剩,则在体内会不断储存。能量的摄入应与需要之间均衡。

2)各种营养素

①蛋白质:蛋白质是人体的主要构成物质。缺乏蛋白质是可以致命的,人体内蛋白质约占体重的16%,如果丢失体内蛋白质的20%以上,生命活动就会被迫停止运行。

②脂肪:脂肪可以供给人体能量,总能量有20%~30%是由脂肪供给;构成生物膜,特别是磷脂和胆固醇是所有生物膜的重要组成成分;供给必需脂肪酸;胆固醇是机体合成胆汁酸和类固醇激素的重要物质。健康人体脂肪含量正常范围女性为17%~24%,男性为14%~20%。女性体脂含量低于17%就可能出现闭经,青春期发育停止。这是因为体脂含量与女性雌性激

素的含量密切相关。

德国科学家通过研究发现：人体细胞中60%左右为蛋白质，30%左右为脂肪，而大脑细胞中的脂肪含量高达60%~65%。可见脂肪是大脑工作的重要物质，脂肪能够刺激大脑，使它加快处理信息和增加长短记忆。过度节食、体重减轻使脑细胞中缺少足够的脂肪，其结果会影响大脑活动从而影响智力。脂肪能增加皮肤的弹性，保持女性特有的曲线美。

③糖：在提供能量方面，糖占总能量的60%~70%。糖是构成机体的重要物质，参与营养素代谢、解毒作用、保护肝脏，同时增加胃的充盈感，增强肠道功能。

④必须元素：这是维持正常生命活动不可缺少的元素，根据含量的多少分为常量元素与微量元素，常量元素包括碳、氢、氧、氮、磷、硫、氯、钾、钠、钙、镁11种，微量元素包括铁、铜、锌、钴、锰、铬、硒、碘、镍、氟、钼、钒、锡、硅、锶、硼、铷、砷等18种。必需元素主要来源于食物和水，由于人体新陈代谢，每日都有一定量随各种途径如粪、尿、汗、头发、指甲、皮肤及黏膜的脱落排出体外，必须通过膳食补充。

⑤维生素：维生素是维持人体生命过程所必需的一类有机化学物质，天然存在于食物中，人体几乎不能合成，需要量甚微，既不能参与机体组成，也不能提供能量，但各有其特殊的生理功能。维生素对维持人体正常的生长发育和调节各种生理功能至关重要。

3）膳食需均衡：中国居民膳食指南（一般人群）中指出，人类必需的营养素多达四十余种，均需通过食物摄入，因此人类的食物多种多样，各种食物所含营养成分不完全相同，每种食物都至少可提供一种营养物质，任何一种单一的食物都不能提供人体所必需的全部营养素，提倡广泛食用多种食物。

每天的饮食应包括五大类：谷类及薯类、动物性食物、豆类及其制品、蔬菜水果类、纯能量食物。

饮食的搭配方面需要注意：①食物多样，谷类为主，粗细搭配；②多吃蔬菜、水果和薯类；③每天吃奶类、大豆或其制品；④常吃适量的鱼、禽、蛋和瘦肉；⑤适量使用烹调油和盐；⑥三餐分配要合理，零食要适当；⑦每天足量饮水，合理选择饮料。

4）培养良好的进食习惯：一日三餐一定要定时定量，在两正餐之间可加餐少量水果或点心。正餐不应以糕点、甜食取代主副食。要天天吃早餐并保证其营养充足，午餐要吃好，晚餐要适量。进餐时应细嚼慢咽，当感觉饱了的时候，就停止进食，不要过饱，不可暴饮暴食，不宜饥一顿饱一顿。有规律间隔进食，可以减少饥饿和对食物的渴望。

（2）心理健康教育

1）人际关系：一些人受到不良的人际关系困扰，有时会试图通过身材来找回自信，从而希望获得良好的人际关系。但是这样的努力往往以失败告终，其结果只能适得其反。一个人是否受到别人的欢迎并不是和身材完美程度成正比，所以我们要发现自己人际关系的问题出在哪里。有时人际关系不良来自于逃避，有时来自于自我否定。所以要学习建立和谐的人际关系。建立和谐的人际关系有以下处理技巧。

①换位思考：人们观察问题时都习惯性地从自己的角度出发，只顾及自己的利益、愿望、情绪，一厢情愿地想当然，因此，常常很难了解他人，很难和别人沟通。在现实生活中，公说公理，婆说婆理，各讲各的，这样的现象随处可见。事实上，只要站在客观的立场就会发现，冲突的双方几乎完全不理解对方，完全不互相体谅对方。这时需要做的就是改变从自我出发的单向观察与思维，从对方的角度考虑问题，替对方着想。这样才会善解他人之意，减少矛盾发生。

②平等待人：每个人的家庭背景、生活经历、知识水平都不同，但每个人都是平等的，并没有高低贵贱之分。每个人的

人格和尊严都应该受到尊重。"己所不欲，勿施于人"，这是处理人际关系的金科玉律。无论是对同学、朋友、伙伴、恋人，还是同事，都该遵循。

③学会分享：当你把快乐和别人分享时，你的快乐就变成了两份快乐；当你把悲伤向别人倾诉时，你的悲伤就减少了一半。同样，对于渴望也可以共同来满足。自己渴望的事情，要想到他人也可能渴望。当你渴望安全感时，就要理解他人对安全感的需要。当你渴望被理解、被关爱，就要知道如何给予他人理解和关爱。善待别人，同时就善待了自己。

④欣赏他人：每个人都希望得到欣赏与鼓励，得到欣赏与鼓励能给人以生活与奋斗的强大动力。如果在人际交往中人人都乐于赞赏他人。善于夸奖他人的长处，那么人际间的愉快度将会大大增加。

⑤乐于付出：有付出才有回报，你的所得总是与你的付出成正比的。人们在人际交往及社会生活中总是为自己考虑多一些，往往更多地注意自己所付出的，而较少意识到自己所得到的。中国的老话说："吃亏是福""吃小亏占大便宜"，肯吃亏才是真正为自己，这并未违背人趋利的本性。学着慷慨地对别人付出，你会发现有许多真诚的回报。

⑥待人以诚：诚信是人与人之间相处的首要原则。诚信待人在别人那里造成一种良好的印象，也塑造自己的美德与品牌。质朴、自然、真心流露的诚信，本身就是生活的需求。诚信待人，诚信做事，可以使我们理直气壮，正气凛然，心胸开阔，心无挂碍。

⑦宽容待人：宽容是指宽大有气量，不计较或追究。如果我们真正理解他人、宽容他人，烦恼往往自行消除，我们的理智也能够更好地发挥作用，我们的自身权益也就都"计较""追究"回来了。可以说，我们不仅没有失去，反而会得到更多。只有宽厚容人者才是真正的强者。宽容是我们对自己最好的

善待。

⑧适度距离：人们常说"距离产生美"。在人际交往中，都应该给对方留有独立活动的空间，这样才能产生美感。不要做什么事两个人都黏在一起。这样的话，再好的朋友日子久了也会变得厌烦起来。在日常生活中，即便是知己朋友，彼此间也要保持适当的距离。允许他人有不同的生活方式、生活态度及不同的追求，允许各自有独特的个性特点。在平常交往过程中，要把握好适度的心理距离，不要以为越近越亲密越好。如果丧失了自己的个性，盲目地服从，也不一定能交到好的朋友。要接纳自己有别于他人的特质。

2）个性特点：进食障碍多来自于完美主义的性格，患有进食障碍的患者中很多人并不是真的很胖，外貌和能力也不是真的很差。但是因为完美主义的性格，很多人无法接受自己认为的哪怕一点不完美，所以才会和自己的饮食和身材过不去。解脱的关键在于接受自我的不完美，面对心中的恐惧，不因为恐惧而一味地追求一种"完美"的身材。对策是促进人格成长，可以从以下几个方面入手。

①学会接纳：学会接纳有缺陷的现实。真正完美的人是不存在的。世上没有十全十美的事物。每一件事物都有其好坏两面。完美的标准是相对而言的，因人的审美观不同而不同，有时候，残缺也是一种美。

②合理预期：我们要对自己的潜能有个正确的评估，对自己的目标有个合理的预期。同样是想考大学的愿望，同样是百分之五十的实力，有人要求自己非考上不可，有人接受自己有一半的希望，前者一定会紧张不安，而后者则能轻松应考。

③丰富生活：不要让进食成了生活的全部，生活本身是生活。人的正常生活就好像是一个平衡状态，它需要支点来支撑。支点越多，平衡越容易稳定。如果仅有一个支点，当一切风平浪静时，平衡是稳固的。一旦这个支点不支了，再美丽的大厦

也会骤然坍塌。每个人看待问题、解决问题的方法是不一样的，要思想中保持这样的认知或理念——广泛的兴趣与爱好（多个支点）会提高应付挫折的能力。当你陷入进食障碍的误区，有力的方法是把目光集中于生活。当我们把注意力集中于生活本身的时候，身材和进食带给我们的焦虑就会变弱，一个良性循环才有可能形成。

3）家庭：家庭影响在进食障碍中起着举足轻重的作用。患者和家庭的关系就像鱼和水，只有健康的水才可能养出健康的鱼。在进食障碍患者的家庭，成员之间常常是敌对、干预的关系，患者的情感需求常常被忽视。要建立积极的家庭互动的关系。

①给予爱和自由：爱是深深的理解与接受，无条件地接受孩子，理解孩子，信任孩子。自由则是父母与孩子都要独立，不要用成人的意志去塑造孩子，也不要过于依恋孩子。爱可以让我们同孩子之间更亲密，而自由可以让我们与孩子保持一定的距离，各自都有自己的空间，让孩子能独立成长。

②加强民主激励：可在亲子关系中加入朋友关系的成分。在一些重大问题上，父母是决策者，但父母应该给孩子发言的机会，听取孩子的意见，由此形成一种习惯。在亲子对话中应该允许孩子提出自己的反面意见。反面意见往往是孩子的创造。这也是训练孩子自信个性的一个很好的方法。

③增进理解沟通：人们之间的密切程度是由人们之间沟通的多少来决定。陌生人之所以没有密切的关系，是因为没有沟通的机会。因此，要形成密切的关系，就必须用较多的时间去沟通。由于亲子角色的固定性和界限分明，双方站在各自的立场上去看问题，容易造成亲子间的分歧，甚至出现亲子冲突。如果能够站在对方的立场去看问题，则能够更加理解对方的行为，从而达到心理相融。父母从孩子的角度去分析、体验孩子的心理状态，孩子从父母的角度去体验父母的心理状态，相互

体验对方的思想和情绪，达到相互理解，消除隔阂和冲突的目的。从孩子的角度看问题很重要，否则父母就永远无法理解子女。

4）控制情绪：情绪的生理表现通常与心理表现相伴随。生理表现随着情绪的下降而减弱，但是如果在情绪持续状态下，或在心理表现不良的情况下，情绪的生理表现则会加强、持续，甚至出现紊乱。情绪的心理表现是主观可以调节和控制的，对健康来讲情绪的心理表现至关重要。所以要学会情绪的调控。

①与烦恼共处：烦恼是普遍的，烦恼也是必需的。烦恼与快乐是相辅相成的。没有烦恼，也就没有快乐。人们追求快乐，同样也需要烦恼。存在的，就是合理的，也都是美的，哪怕是人类的烦恼，亦是如此。

②学会情绪的表达：情绪的心理表达由近及远分为四个层次，即向自我表达、向他人表达、向环境表达及升华表达。向自我表达，觉察自己的情绪状态。向他人表达、向环境表达，情绪可以得到发泄。升华表达，将情绪的能量指向更高层次的需要，主要表达形式是文学艺术和指向某种理想信念。

③积极心态：看待事物的态度和方式没有绝对的对错之分，但有积极与消极之分。积极心态带来正面的效果，消极心态带来负面的效果。让我们在每一次的不幸中，尝试去发现和不幸等值的积极面，学着向内心投放光明——积极心态，你会发现许多问题将迎刃而解。

四、三级干预模式

《精神卫生法》第十三条 各级人民政府和县级以上人民政府有关部门应当采取措施，加强心理健康促进和精神障碍预防工作，提高公众心理健康水平。

建立系统的三级预防模式，是目前对于进食障碍防治的较有效手段。2011年中国工程院《我国进食障碍三级干预模式》的报告中提出了进食障碍三级预防干预建议。

（一）总体建议

进食障碍三级预防模式的建立从始至终需要国家相关政策与法规的促进和保障。在一级预防中，由国家出台法规来规范媒体的宣传导向，提高促进健康意识，规范减肥药物的获得途径及适合人群，规范时装模特、演艺界对身材体重的宣传导向，从而约束以至杜绝那些教唆和诱导青少年为追求不健康的"骨感美"而采用不健康的方式过度减肥的现象；由教育部出台政策，保证学校健康教育中加入足够的针对青少年健康饮食、健康体态、健康认识和接受自己身体的干预内容。在二级预防中，由国家卫生和计划生育委员会出台政策将进食障碍专业培训作为继续教育内容加以普及。加大投入，鼓励综合医院的医生进修学习，补充和完善进食障碍的诊疗知识和技能；鼓励综合医院和专科医院的联合，建立联络会诊和转诊制度，鼓励建立综合医院和专科医院的绿色通道。在三级预防中，加强国家政策指导，加大建设进食障碍专业机构的人力、财力投入，设立基金鼓励进食障碍诊疗的研究和实践，鼓励专业队伍的培养和建设，建立进食障碍的全国防治网络。

（二）各级预防干预建议

1. 一级预防干预建议

（1）干预形式：重点在媒体、家庭和学校三方面着手干预。针对电视、网络，可采用公益广告、论坛、新闻等形式进行正确知识的普及，对于不良导向严重者，可通过立法进行规范。针对家庭，可通过宣传手册、家长会海报等形式干预，呼吁家长认识到进食相关问题的严重性，积极帮助孩子及早发现和解决相关问题。针对学校，则可在德育课、心理卫生课中增加相关的知识，以减少孩子们的认识误区。加强对高风险人群（女中学生和大学生，女性运动员和演艺界人士等）的筛查与评估。

（2）干预对象：11～20岁的儿童青少年是一级预防的重点干预对象。其中，高风险人群的干预工作尤为重要，另外不要忽视男性青少年。

（3）干预内容：重点普及以下理念：第一，平衡膳食，合理营养，了解"健康"的基本内涵、正确的体型体重观（过胖过瘦都不健康）、健康饮食结构。第二，良好心态，快乐进食。重点普及的是健康快乐的心理内涵，包括人际关系、个性发展、情绪和家庭四个方面健康心理的知识。第三，进食障碍疾病知识普及。主要内容在于强调进食障碍疾病的危害，以及早期识别的信号。

（4）干预策略：首先，定期筛查，将《健美知识问答》和《进食态度自评问卷》纳入每年一次健康体检的内容。第二，宜根据体质量指数范围及进食态度情况，进行分层次干预。

2. 二级预防干预建议

（1）干预形式：可通过进修学习和继续教育课程两种方式进行。一方面综合医院可指派心理科的医生到专业机构进修，另一方面可以将进食障碍诊疗技术课程列入晋升主治医师后的继续教育内容。此外，完善联络会诊制度，明确转诊程序，畅通转诊途径也是二级预防早期识别、及时有效干预的重要手段。

（2）干预对象：重点选择综合医院心理科、消化科、内分泌科、儿科、妇科、中医科等接诊进食障碍患者机会较多的相关科室。

（3）干预内容：以需求最多的诊断标准、治疗手段为重点制定培训手册，重点强调"体重下降"和"呕吐"等现象在进食障碍中的心理和行为特点。另外，要致力于建立和完善联络会诊和转诊的制度，努力建立"绿色通道"。

（4）干预策略：可指定专门的培训机构，作为综合医院心理科医生进修学习有关进食障碍知识的机构；继续教育项目可两年一次，由专业机构承办，各综合医院选派医生参加；继续教育课程可由专业机构的学术团队承担授课任务。

3. 三级预防干预建议

（1）干预形式：以全国培训的方式提高精神科医生总体诊治水平；依托中华医学会精神科分会进行培训，建立进食障碍治疗工作组，增加组织凝聚力，提高精神科医生处理进食障碍的能力；建立不同级别、地区医院的双向转诊机制，对于一些疑难患者可以转到高一级专科医院接受治疗，对于病情较轻的患者，通过转诊机制可以回到所在地区医院继续接受治疗。

（2）干预对象：精神科专科医生以及从事进食障碍诊治的专业工作人员。

（3）干预内容：以《中国进食障碍防治指南》为基础，通过培训提高精神科专科医生在进食障碍诊疗方面的实际操作能力，重点培训对于有严重躯体并发症、体质量指数较低、共病其他精神科疾病患者的诊疗技能。

（4）干预策略：通过将全国培训常规化并分层次开展，建立全国进食障碍防治网络，巩固干预效果。

五、疾病与危险因素监测

《精神卫生法》第二十四条　国务院卫生行政部门建立精神卫生监测网络，实行严重精神障碍发病报告制度，组织开展精神障碍发生状况、发展趋势等的监测和专题调查工作。精神卫生监测和严重精神障碍发病报告管理办法，由国务院卫生行政部门制定。

国务院卫生行政部门应当会同有关部门、组织，建立精神卫生工作信息共享机制，实现信息互联互通、交流共享。

各地要定期开展常见精神障碍和心理行为问题的流行病学

调查和检测，评估精神卫生工作资源利用情况，分析精神障碍的疾病负担，作为制定精神卫生政策和规划的依据。

六、人群防治计划的设计与评估

对于人群防治的总体设计和保障，《精神卫生法》中明文规定：

第十九条　县级以上地方人民政府人力资源社会保障、教育、卫生、司法行政、公安等部门应当在各自职责范围内分别对本法第十五条至第十八条规定的单位（用人单位、学校、医疗机构、管教场所）履行精神障碍预防义务的情况进行督促和指导。

第二十条　村民委员会、居民委员会应当协助所在地人民政府及其有关部门开展社区心理健康指导、精神卫生知识宣传教育活动，创建有益于居民身心健康的社区环境。

乡镇卫生院或者社区卫生服务机构应当为村民委员会、居民委员会开展社区心理健康指导、精神卫生知识宣传教育活动提供技术指导。

第六十条　县级以上人民政府卫生行政部门会同有关部门依据国民经济和社会发展规划的要求，制定精神卫生工作规划并组织实施。

精神卫生监测和专题调查结果应当作为制定精神卫生工作规划的依据。

第六十一条　省、自治区、直辖市人民政府根据本行政区域的实际情况，统筹规划，整合资源，建设和完善精神卫生服务体系，加强精神障碍预防、治疗和康复服务能力建设。

县级人民政府根据本行政区域的实际情况，统筹规划，建立精神障碍患者社区康复机构。

县级以上地方人民政府应当采取措施，鼓励和支持社会力量举办从事精神障碍诊断、治疗的医疗机构和精神障碍患者康复机构。

第六十二条 各级人民政府应当根据精神卫生工作需要，加大财政投入力度，保障精神卫生工作所需经费，将精神卫生工作经费列入本级财政预算。

第六十三条 国家加强基层精神卫生服务体系建设，扶持贫困地区、边远地区的精神卫生工作，保障城市社区、农村基层精神卫生工作所需经费。

（一）理念和目标

贯彻"提升生活质量、促进心理健康、积极预防疾患"的理念，将心理疾患预防的环节前移，重点放在社区环境和家庭氛围的改善，落实在高品质生活的打造及和谐人际关系的建构过程之中。在社区内整合医疗、教育和社会心理保健、咨询和治疗的资源，调动各方力量，以社区服务体系和社区卫生服务体系为主要依托，开辟社区心理健康服务的综合模式，将心理健康工作纳入社区建设规划，建立政府-街道-社区心理健康网络体系，广泛开展面向广大公众的公益性心理健康教育活动，构建和谐社区，化解亚健康人群和重点人群心理健康问题的隐患。

（二）组织构架

组织构架可以设立网络化的组织体系：第一层次，政府有关部门设立心理健康中心，组织领导各种社区项目，提供相应的资源，包括政策与配套措施、环境的支持、跨部门的整合以及财政支持，充分利用各种综合性医院、学校、救助热线等公益组织，进行企业员工和社区居民的心理援助；第二层次，街道设立社区心理咨询站；第三层次，社区居委会设社区心理宣传员，在社区中广泛开展和普及心理卫生教育，引导健康的生活方式和行为方式。

（三）途径和形式

要探索社区心理健康服务的有效途径。工作方式应贴近社区居民的日常生活，贴近社区特色与风土人情，充分考虑到社区居民的需要和接受性，采取灵活的活动形式，做到生动活泼、丰富多样。按照服务对象的不同年龄特征，可分为儿童青少年心理辅导、更年期心理服务、老年人心理保健等；按照心理问题类型，可分为突发事件咨询、职业咨询、社区人际关系心理咨询、人际沟通训练、情绪管理、压力调适、不良行为矫正、心理危机干预等。社区心理健康服务按照服务的功能可以分为预防性心理服务以及治疗性心理服务。具体的形式包括心理咨询门诊、心理健康活动中心、社区心理健康宣传、心理成长团体、戏剧治疗等。

（四）效果评估

社区心理健康服务的项目计划书、指导手册、活动方案、工具、方法、实施过程和效果要进行全面评估。具体的评估方案可以对社区居民以及心理健康服务提供者（社区医生、护士、社工，心理咨询师，精神科医生）进行系统的调查，还可以用行动研究的框架了解居民生活质量的现状和变化。通过干预实施方案及其绩效的系统评估，推进示范性社区心理疾患初级预防平台的建设，总结成功经验，以便进行大面积的推广。

1. 人员培训效果的评估 对每一期（批）培训对象在培训前和培训后作至少两次问卷评估。

培训前的基线评估作为一种摸底调查，可发现培训对象在防治基本知识和概念上的欠缺及误区有哪些，能使教员在培训中有的放矢，给予重点讲解。

培训后的效果评估可采用两种方式：①学员填写反馈问卷，

评估每位受聘教员的培训内容和培训方法,可在每一课时后予以评估。②培训结束一段时间后,用问卷测试对每位学员的知识掌握程度予以考评。

此外,地区精神卫生服务的技术指导系统应对当地每一时期的该类培训予以不定期的考察,评估培训计划的落实情况,对该专题培训的过程和效果予以质量监控和督导。

2. 精神卫生健康教育效果的评估 主要评估指标有:①知晓率;②就诊率;③服药率;④复发率;⑤意外事件和自杀死亡率等。

宣传应落到实处,在评估宣传计划的落实中,除了要求宣传的规模和覆盖率外,应广泛征求社会反响,必要时可以提供较有说服力的若干典型个案的介绍,以扩大宣传的生动性效应,此即定量评估与定性评估相结合,能更全面地体现宣传的客观效果。

3. 心理社会干预效果的评估 该类评估对全世界来说都是一个有待开拓的领域。推荐从下述思路开展:①家庭干预和家庭教育的效果评估;②危机干预(心理热线)的效果评估;③社会技能训练的效果评估;④职业康复的效果评估;⑤心理治疗的效果评估。

附录一

CCMD-3 进食障碍诊断标准

神经性厌食（F50.1）

1. 明显的体重减轻：比正常平均体重减轻15%以上，或者Quetelet体质指数为$17.5\ kg/m^2$或更低，或在青春期前没有达到所期望的躯体增长标准，并有发育延迟或停止。

2. 自己故意造成体重减轻：至少有下列1项。
（1）回避"导致发胖的食物"。
（2）自我诱发呕吐。
（3）自我引发排便。
（4）过度运动。
（5）服用厌食剂或利尿剂等。

3. 常可有病理性怕胖：指一种持续存在的异乎寻常地害怕发胖的超价观念，并且患者给自己制订一个过低的体重界限，这个界值远远低于其病前医生认为是适度的或健康的体重。

4. 常可有下丘脑-垂体-性腺轴的广泛内分泌紊乱。女性表现为闭经（停经至少已3个连续月经周期，但妇女如用激素替代治疗可出现持续阴道出血，最常见的是用避孕药），男性表现为性兴趣丧失或性功能低下。可有生长激素升高，皮质醇浓度上升，外周甲状腺代谢异常及胰岛素分泌异常。

5. 症状至少已3个月。

6. 可有间歇发作的暴饮暴食（此时只诊断为神经性厌食）。

7. 排除躯体疾病所致的体重减轻[如脑瘤、肠道疾病（Crohn病或吸收不良综合征）等]。

[说明] 正常体重期望值可用身高厘米数减105，得正常平均体重公斤数；或用Quetelet体质指数=体重（kg）/[身高

(m)]² 进行评估;有时厌食症可继发于抑郁症或强迫症,导致诊断困难或在必要时需并列诊断。

神经性贪食 (F50.2)

1. 存在一种持续的难以控制的进食和渴求食物的优势观念,并且患者屈从于短时间内摄入大量食物的贪食发作。

2. 至少用下列一种方法抵消食物的发胖作用。

(1) 自我诱发呕吐。

(2) 滥用泻药。

(3) 间歇禁食。

(4) 使用厌食剂、甲状腺素类制剂或利尿剂。如果是糖尿病患者可能会放弃胰岛素治疗。

3. 常有病理性怕胖。

4. 常有神经性厌食既往史,二者间隔数月至数年。

5. 发作性暴食至少每周 2 次,持续 3 个月。

6. 排除神经系统器质性病变所致的暴食及癫痫、精神分裂症等精神障碍继发的暴食。

[说明] 有时本症可继发于抑郁症,导致诊断困难或在必要时需并列诊断。

附录二

DSM-5 喂食及进食障碍

神经性厌食

1. 相对于需求而言,在年龄、性别、发育轨迹和身体健康的背景下,因限制能量的摄取而导致显著的低体重。显著的低体重被定义为低于正常体重的最低值或低于儿童和青少年的最低预期值。

2. 即使处于显著的低体重,仍然强烈害怕体重增加或变胖,或有持续的影响体重增加的行为。

3. 对自己的体重或体型的体验障碍,体重或体型对自我评价的不当影响,或持续地缺乏对目前低体重的严重性的认识。

编码备注:神经性厌食,ICD-9-CM 编码为 307.1,无论何种亚型。ICD-10-CM 的编码则取决于亚型(参见如下)。

标注是否是:

(F50.01)**限制型**:在过去的 3 个月内,个体没有反复的暴食或清除行为(即自我引吐或滥用泻药、利尿剂或灌肠)。此亚型所描述的体重减轻的临床表现主要是通过节食、禁食和/或过度锻炼来实现。

(F50.02)**暴食/清除型**:在过去的 3 个月内,个体有反复的暴食或清除行为(即自我引吐或滥用泻药、利尿剂或灌肠)。

标注如果是:

部分缓解:在先前符合神经性厌食的全部诊断标准之后,持续一段时间不符合诊断标准 A(低体重),但诊断标准 B(强烈害怕体重增加或变胖,或有影响体重增加的行为)或诊断标准 C(对体重或体型的自我感知障碍)则仍然符合。

完全缓解:在先前符合神经性厌食的全部诊断标准之后,

持续一段时间不符合任何诊断标准。

标注目前的严重程度：

对于成人而言，严重性的最低水平基于目前的体质指数（BMI）（参见如下），对于儿童和青少年而言，则基于 BMI 百分比。以下是来自世界卫生组织的成人消瘦程度的范围；儿童和青少年应使用对应的 BMI 百分比。严重程度的水平可以增加到反映临床症状、功能障碍的程度和指导的需要。

轻度：BMI≥17kg/m^2

中度：BMI 16~16.99kg/m^2

重度：BMI 15~15.99kg/m^2

极重度：BMI<15kg/m^2

神经性贪食 307.51（F50.2）

1. 反复发作的暴食。暴食发作以下列 2 项为特征。

（1）在一段固定的时间内进食（例如，在任何 2 小时内），食物量大于大多数人在相似时间段内和相似场合下的进食量。

（2）发作时感到无法控制进食（例如，感觉不能停止进食或控制进食品种或进食数量）。

2. 反复出现不适当的代偿行为以预防体重增加，如自我引吐，滥用泻药、利尿剂或其他药物，禁食或过度锻炼。

3. 暴食和不适当的代偿行为同时出现，在 3 个月内平均每周至少 1 次。

4. 自我评价过度地受身体的体型和体重影响。

5. 该障碍并非仅仅出现在神经性厌食的发作期。

标注如果是：

部分缓解：在先前符合神经性贪食的全部诊断标准之后，持续一段时间符合部分的诊断标准。

完全缓解：在先前符合神经性贪食的全部诊断标准之后，持续一段时间不符合任何诊断标准。

标注目前的严重程度：

严重程度的最低水平基于不适当的代偿行为的频率（参见如下），严重程度的水平可以增加到反映其他症状和功能障碍的程度。

轻度：每周平均有1~3次不适当的代偿行为的发作。
中度：每周平均有4~7次不适当的代偿行为的发作。
重度：每周平均有8~13次不适当的代偿行为的发作。
极重度：每周平均有14次或更多不适当的代偿行为的发作。

暴食障碍 307.51（F50.8）

1. 反复发作的暴食。暴食发作以下列2项为特征。

（1）在一段固定的时间内进食（例如在任何2小时内），食物量大于大多数人在相似时间段内和相似场合下的进食量。

（2）发作时感到无法控制进食（例如，感觉不能停止进食或控制进食品种或进食数量）。

2. 暴食发作与下列3项（或更多）有关。

（1）进食比正常情况快得多。
（2）进食直到感到不舒服的饱腹感。
（3）在没有感到身体饥饿时进食大量食物。
（4）因进食过多感到尴尬而单独进食。
（5）进食之后感到厌恶自己、抑郁或非常内疚。

3. 对暴食感到显著地痛苦。

4. 在3个月内平均每周至少出现1次暴食。

5. 暴食与神经性贪食中反复出现的不适当的代偿行为无关，也并非仅仅出现在神经性贪食或神经性厌食的病程中。

标注如果是：

部分缓解：在先前符合暴食障碍的全部诊断标准之后，在持续的一段时间内，暴食出现的平均频率少于每周1次。

完全缓解：在先前符合暴食障碍的全部诊断标准之后，持续一段时间不符合任何诊断标准。

标注目前的严重程度：

严重程度的最低水平基于暴食障碍的发作频率（参加如下），严重程度的水平可以增加到反映其他症状和功能障碍的程度。

轻度：每周有 1~3 次暴食发作。

中度：每周有 4~7 次暴食发作。

重度：每周有 8~13 次暴食发作。

极重度：每周有 14 次或更多暴食发作。

附录三

进食障碍调查量表（EDI-1）

以下是一份有关态度、感受及行为方面的问卷。有部分题目是关于进食问题的。而其他题目是询问你的感受。这里的答案无对错之分，所以请尽力如实回答。答案是完全保密的。请仔细阅读每个题目，然后在最适合的括号里画"✓"。多谢合作！

你的净体重___ kg　　净身高___ cm　　你对体重过分担心吗？　1-是　2-否
　　　　　　　　　　　　　　　　　　出现对体重的担心时，你是___岁
你对目前体重满意吗？　1-是　2-否　　你有进食方面的问题吗？　1-是　2-否
你期望自己的体重是___公斤　　　　　出现进食问题时，你是___岁

总是	通常	常常	有时	很少	从不		
( )	( )	( )	( )	( )	( )	1	我吃甜食或主食时感到紧张
( )	( )	( )	( )	( )	( )	2	我觉得我的肚子太大
( )	( )	( )	( )	( )	( )	3	我希望再回到童年时的安全感
( )	( )	( )	( )	( )	( )	4	我心烦时就吃东西
( )	( )	( )	( )	( )	( )	5	我拼命地吃东西
( )	( )	( )	( )	( )	( )	6	我希望自己的年龄小一些
( )	( )	( )	( )	( )	( )	7	我想节食
( )	( )	( )	( )	( )	( )	8	当我的情绪起伏太大时，我很害怕
( )	( )	( )	( )	( )	( )	9	我觉得我的腿太粗
( )	( )	( )	( )	( )	( )	10	我觉得自己是个没有能力的人
( )	( )	( )	( )	( )	( )	11	吃得过多后我觉得极为内疚
( )	( )	( )	( )	( )	( )	12#	我的腰围恰到好处
( )	( )	( )	( )	( )	( )	13	在我家中，只有极为杰出的表现才会受到称赞
( )	( )	( )	( )	( )	( )	14	童年是人生最快乐的时期

（待续）

续表

总是	通常	常常	有时	很少	从不		
( )	( )	( )	( )	( )	( )	15#	我能坦率地表达自己的内心感受
( )	( )	( )	( )	( )	( )	16	体重增加令我感到恐惧
( )	( )	( )	( )	( )	( )	17#	我信任他人
( )	( )	( )	( )	( )	( )	18	在这个世界上我感到孤独
( )	( )	( )	( )	( )	( )	19#	我对自己的体型感到满意
( )	( )	( )	( )	( )	( )	20	一般来说，我能处理好生活中所遇到的事
( )	( )	( )	( )	( )	( )	21	我弄不清自己的情绪是怎样的
( )	( )	( )	( )	( )	( )	22#	我宁愿做成人而不做儿童
( )	( )	( )	( )	( )	( )	23#	我很容易与其他人沟通
( )	( )	( )	( )	( )	( )	24	我希望自己是另外一个人
( )	( )	( )	( )	( )	( )	25	我夸大了体重的重要性
( )	( )	( )	( )	( )	( )	26#	我能清楚了解自己的情绪
( )	( )	( )	( )	( )	( )	27	我感到自己有不足之处
( )	( )	( )	( )	( )	( )	28	我有时暴食至自己无法控制的地步
( )	( )	( )	( )	( )	( )	29	在童年时代，我尽力避免父母和老师对我失望
( )	( )	( )	( )	( )	( )	30#	我有知心朋友
( )	( )	( )	( )	( )	( )	31#	我喜欢我臀部的线条
( )	( )	( )	( )	( )	( )	32	我希望自己再瘦一些
( )	( )	( )	( )	( )	( )	33	我不知道自己处于什么状态
( )	( )	( )	( )	( )	( )	34	向他人表达自己的感受时，我感到有困难
( )	( )	( )	( )	( )	( )	35	做成人的责任太大
( )	( )	( )	( )	( )	( )	36	我讨厌没有把事情做得尽善尽美
( )	( )	( )	( )	( )	( )	37#	我有安全感
( )	( )	( )	( )	( )	( )	38	我想狂吃
( )	( )	( )	( )	( )	( )	39	我高兴自己不再是小孩

(待续)

续表

总是	通常	常常	有时	很少	从不		
( )	( )	( )	( )	( )	( )	40	我不清楚自己饿不饿
( )	( )	( )	( )	( )	( )	41	我对自己评价低
( )	( )	( )	( )	( )	( )	42#	我觉得能达到自己要求的标准
( )	( )	( )	( )	( )	( )	43	父母期望我是优秀的
( )	( )	( )	( )	( )	( )	44	我担心不能够控制自己的情绪
( )	( )	( )	( )	( )	( )	45	我认为自己的臀部太肥
( )	( )	( )	( )	( )	( )	46	在别人面前我能适量进食,但他们离开后,我就开始大吃起来
( )	( )	( )	( )	( )	( )	47	吃很少量食物我就感到肚子胀
( )	( )	( )	( )	( )	( )	48	我觉得人们的童年时代是最快乐的
( )	( )	( )	( )	( )	( )	49	如果体重增加一斤,我便担心会再胖下去
( )	( )	( )	( )	( )	( )	50#	我觉得自己是个有价值的人
( )	( )	( )	( )	( )	( )	51	在心烦时,我不知自己是伤心、害怕还是愤怒
( )	( )	( )	( )	( )	( )	52	我做事必须十全十美,否则就不做
( )	( )	( )	( )	( )	( )	53	我想用呕吐的方法减轻体重
( )	( )	( )	( )	( )	( )	54	我需要与别人保持一定距离(不能太亲近)
( )	( )	( )	( )	( )	( )	55#	我认为我的大腿不粗不细,很标准
( )	( )	( )	( )	( )	( )	56	我感到空虚
( )	( )	( )	( )	( )	( )	57#	我可以讲出个人的想法和感受
( )	( )	( )	( )	( )	( )	58#	成年是一生最美好的时光
( )	( )	( )	( )	( )	( )	59	我认为我的臀部太大
( )	( )	( )	( )	( )	( )	60	我有一种说不出的感觉
( )	( )	( )	( )	( )	( )	61	我秘密地进食
( )	( )	( )	( )	( )	( )	62#	我认为我的臀部大小很标准
( )	( )	( )	( )	( )	( )	63	我有极高的做人目标
( )	( )	( )	( )	( )	( )	64	心烦时,我担心自己会开始吃东西

注:#反向赋分题

附录四

进食态度自评问卷（EAT-26）

请仔细阅读以下句子，然后在最适合的括号里画"✓"。

总是	通常	经常	有时	很少	从不		
( )	( )	( )	( )	( )	( )	1	我很怕超重
( )	( )	( )	( )	( )	( )	2	即使肚子饿，我也会避免进食
( )	( )	( )	( )	( )	( )	3	我时常惦记着食物
( )	( )	( )	( )	( )	( )	4	我不能控制地暴食
( )	( )	( )	( )	( )	( )	5	我进食的速度缓慢
( )	( )	( )	( )	( )	( )	6	我担心食物会令自己肥胖
( )	( )	( )	( )	( )	( )	7	我避免吃高碳水化合物的食物（如米饭、馒头、面包、土豆等）
( )	( )	( )	( )	( )	( )	8	其他人希望我多吃点
( )	( )	( )	( )	( )	( )	9	我进食后会呕吐
( )	( )	( )	( )	( )	( )	10	我进食后很内疚
( )	( )	( )	( )	( )	( )	11	我很想再瘦一点
( )	( )	( )	( )	( )	( )	12	我做运动来消耗脂肪
( )	( )	( )	( )	( )	( )	13	别人觉得我太瘦
( )	( )	( )	( )	( )	( )	14	整天觉得身体上有脂肪
( )	( )	( )	( )	( )	( )	15	比别人需要更长时间进食
( )	( )	( )	( )	( )	( )	16	避免吃有糖分的食物
( )	( )	( )	( )	( )	( )	17	服用减肥药
( )	( )	( )	( )	( )	( )	18	觉得食物控制了我
( )	( )	( )	( )	( )	( )	19	有抑制进食的表现
( )	( )	( )	( )	( )	( )	20	觉得别人逼我吃更多食物
( )	( )	( )	( )	( )	( )	21	我在食物上放的时间和精力太多

（待续）

续表

总是	通常	经常	有时	很少	从不		
( )	( )	( )	( )	( )	( )	22	吃糖果后,我感到不安
( )	( )	( )	( )	( )	( )	23	我有节食的行为
( )	( )	( )	( )	( )	( )	24	喜欢空肚子的感觉
( )	( )	( )	( )	( )	( )	25	喜欢品尝没吃过且味道好又肥腻的食物
( )	( )	( )	( )	( )	( )	26	我在进食后有呕吐的冲动

计算方法:

总是:3分;通常:2分;经常:1分;有时/很少/从不:0分

0~10分:大致正常

11~20分:有厌食或暴食的倾向

大于或等于20分:极有可能有厌食或贪食症

注:上述问卷得分仅供参考,并不可代替专业诊断

附录五

进食障碍检查量表 6.0 版（EDE-Q 6.0）

指导语：下述问题只涉及过去四周（28 天）的情况。请仔细阅读每一个问题并回答所有的问题。谢谢！

问题 1~12：请在右侧适当的数字上画圈。请记住这些问题仅指过去的四周（28 天）。

在过去的 28 天里有多少天……	一天都没有	1~5 天	6~12 天	13~15 天	16~22 天	23~27 天	每一天
您曾为了改变体型或体重而试着刻意限制自己的进食量吗？（无论您是否已经成功）	0	1	2	3	4	5	6
您曾为了改变体型或体重在很长一段时间内（清醒状态下 8 小时或更长）不进食吗？	0	1	2	3	4	5	6
您曾为了改变体型或体重而试着从饮食中剔除自己喜欢的食物吗？（无论您是否已经成功）	0	1	2	3	4	5	6
您曾为了改变体型或体重而试着遵行一定的饮食原则（例如卡路里的限定）吗？（无论您是否已经成功）	0	1	2	3	4	5	6
您曾为了改变体型或体重而明确渴望自己的胃变空吗？	0	1	2	3	4	5	6
您曾为了改变体型或体重而明确渴望自己的腹部完全平坦吗？	0	1	2	3	4	5	6
您曾因思考食物、进食或卡路里而很难将注意力集中于自己感兴趣的事情（例如工作、进行交谈或读书）上吗？	0	1	2	3	4	5	6
您曾因思考体型或体重而很难将注意力集中于自己感兴趣的事情（例如工作、进行交谈或读书）上吗？	0	1	2	3	4	5	6
您曾明确惧怕过对进食失去控制吗？	0	1	2	3	4	5	6

您曾明确惧怕过您可能会增加体重吗?	0	1	2	3	4	5	6
您曾觉得自己胖吗?	0	1	2	3	4	5	6
您曾强烈渴望减轻体重吗?	0	1	2	3	4	5	6

问题 13~18：请在右侧空格里填入适当的数字。请记住这些问题只涉及过去四周（28 天）的情况。

在过去的四周（28 天）里……

在过去的 28 天里（依照当时的情景）您有多少次进食他人会认为是超常的大量食物？	(_____)
……在上述情况下（当您在进食的时候）您有多少次产生对进食失去控制的感觉？	(_____)
在过去的 28 天里，您有多少天发生过上述暴食的情形（即进食超常的大量食物并在进食时产生一种失控感）？	(_____)
在过去的 28 天里，您有多少次以让自己呕吐的方式来控制体型或体重？	(_____)
在过去的 28 天里，您有多少次以服用泻药的方式来控制体型或体重？	(_____)
在过去的 28 天里，您有多少次以"驱使"或"强迫"自己运动的方式来控制体重、体型、体脂含量或消耗卡路里？	(_____)

问题 19~21：请在适当的数字上画圈。请注意这些问题中"暴食"一词的含义是依照当时的情景进食他人会认为是超常的大量食物，并伴有一种对进食失去控制的感觉。

	一天都没有	1~5 天	6~12 天	13~15 天	16~22 天	23~27 天	每一天
在过去的 28 天里，您有多少天曾秘密进食（即偷偷进食）？……暴食的情况不计算在内	0	1	2	3	4	5	6

	一次都没有	几次	少于一半	一半	多于一半	大多数	每一次
在每次进食后您有多少次曾因进食对体型或体重的影响而感到愧疚（感到自己做错了）？……暴食的情况不计算在内	0	1	2	3	4	5	6

	一点也不		轻度		中度		显著
在过去的 28 天里，您有多在意别人看着您进食？……暴食的情况不计算在内	0	1	2	3	4	5	6

问题 22~28：请在右侧适当的数字上画圈。请记住这些问题只涉及过去四周（28 天）的情况。

在过去的 28 天里……	一点也不		轻度		中度		显著
您的体重影响过您对自己作为一个人的想法（评价）吗？	0	1	2	3	4	5	6
您的体型影响过您对自己作为一个人的想法（评价）吗？	0	1	2	3	4	5	6
如果在未来的四周里您被要求一周称一次体重（不多也不少），这会让您有多不快？	0	1	2	3	4	5	6
您对自己体重有多不满？	0	1	2	3	4	5	6
您对自己体型有多不满？	0	1	2	3	4	5	6
您对看见自己的身体（例如看到镜子、商店橱窗反射的身影或脱衣服、泡澡、淋浴时）感到有多不自在？	0	1	2	3	4	5	6
您对别人看见您的身体（例如在公共更衣室里、游泳时或穿着紧身衣时）感到有多不自在？	0	1	2	3	4	5	6

您现在的体重是多少？（请做出最佳估计）（_____）公斤
您的身高是多少？（请做出最佳估计）（_____）米
如果是女性：在过去的 3~4 个月里您曾错过任何月经周期吗？（_____）
如果是，错过几次？（_____）
您有在服"避孕药"吗？（_____）

译自 Beglin SJ, Fairburn CG. Evaluation of a new instrument for the detection of eating disorders in community samples. Psychiatry Res, 1992, 44 (3): 191-201.
黄悦译，夏威夷大学临床心理学系

附录六

Morgan-Russell 临床结局量表

A 食物摄入				
A1. 节制饮食				
问：你在过去 6 个月里是否节制饮食？				
一直如此	一半以上的时间如此	一半时间如此	不到一半的时间如此	没有
0	3	6	9	12
A2. 对体重和体型的担心				
问：你在过去 6 个月里是否对自己的体重或体型有过任何形式的担心？				
一直如此	一半以上的时间如此	一半时间如此	不到一半的时间如此	没有
0	3	6	9	12
A3. 体重				
一直低到足以引起关注	一直偏低但只是间或引起关注	通常在正常范围，只是偶尔低至引起关注	一直接近正常	
0	4	8	12	

B 月经情况（过去 6 个月）			
一直闭经	一过性：偶有月经，从未连续来潮	不规律：有月经缺失，有时连续来潮	一直规律来潮
0	4	8	12

C 精神状态（根据访谈时的观察和过去 6 个月里异常状况的报告评定）			
总体的异常和精神病性症状，妄想和幻觉	显著异常，但无精神病性症状	轻微异常	正常

（待续）

续表

0	4	8	12
D 性心理状态			
D1. 对性问题的态度			
问：你对性这个东西怎么看？			
非常讨厌	变化的：讨厌或不感兴趣	不感兴趣	喜欢
0	4	8	12
D2. 对性关系的公开态度			
想保持独身	想结婚但又害怕	想嫁给意中人但不想要孩子	肯定要结婚和生子，或已经这么做了
0	4	8	12
D3. 显性的性行为			
回避异性接触	偶尔有肤浅的性事，没有愉快的性关系		做爱，同时有愉快的性关系（可包括已婚和有孩子）
0		6	12
D4. 对月经的态度：如果月经恢复了			
厌恶	变化的：讨厌或无所谓	无所谓	因月经恢复而高兴
0	4	8	12
D5. 对月经的态度：如果月经没恢复			
因不恢复而高兴	变化的：高兴或无所谓	无所谓	因不恢复而难过
0	4	8	12
E 社会经济状况			
E1. 与核心家庭的关系			
问：你怎么评价自己和父母（以及兄弟姐妹）的关系？			
非常不满意	不满意	无关紧要	满意

(待续)

续表

0	4	8	12
E2. 从家庭独立出来（指成人的自主性程度，排除转移性依赖）			
困难很多，看不到发展出满意的独立性的可能	基本同前，但有时觉得困难是可能被克服的	有些困难，但都是能克服的	没有困难
0	4	8	12
E3. 个人交往（指跟家庭成员及伴侣以外的人）			
无	很少且仅为泛泛之交	很多，但都是泛泛之交	泛泛之交和亲密朋友都很多
0	4	8	12
E4. 社会活动（恰当适宜的）			
无家庭以外的社会活动	家庭以外的活动都是单人的	不一定：家庭以外的活动多数是单人的，有少数集体活动	相当多的集体活动；家庭以外的人际融入很好
0	4	8	12
E5. 就业记录（过去6个月里）			
没有有收入的就业经历	在不到50%的时间里有有收入的工作，有时有志愿者工作	50%以上的时间里有有收入的工作，但不到100%	规律的全职工作，没有缺勤
0	4	8	12

最后平均结局分：S＝（A+B+C+D+E）/5

G 进步程度自评（由患者和其他家属评定）

恶化	未变	改善	康复
0	1	2	3

参 考 文 献

[1] Agras W, Rossiter E, Arnow B, et al. Pharmacologic and cognitive-behavioral treatment for bulimia nervosa: A controlled comparison. Am J Psychiatry, 1992, 149: 82-87.

[2] Agras W, Rossiter E, Arnow B, et al. One-year follow-up of psychosocial and pharmacologic treatments for bulimia nervosa. J Clin Psychiatry, 1994, 55: 179-183.

[3] American Psychiatric Association. Diagnostic and Statistical Manual of Mental Disorders (5th Edition) (DSM-5TM). Washington DC, 2013.

[4] American Psychiatric Association. Treatment of patients with eating disorders, third edition. Am J Psychiatry, 2006, 163 (7 Suppl): 4-54.

[5] Andries A, Frystyk J, Flyvbjerg A, et al. Dronabinol in severe, enduring anorexia nervosa: A randomized controlled trial. International Journal of Eating Disorders, 2014, 47 (1): 18-23.

[6] Andersen AE. The Psychiatric Clinics of North America, Eating Disorder, Volune 24, Number 2. W. B Saunders Company, 2001.

[7] Bissada H, Tasca GA, Barber AM, et al. Olanzapine in the treatment of low body weight and obsessive thinking in women with Anorexia nervosa: a randomized, double-blind, placebo-controlled trial. Am J Psychiatry, 2008, 165: 1281-1288.

[8] Brambilla F. Aetiopathogenesis and pathophysiology of bulimia nervosa: Biological bases and implications for treatment. CNS Drugs, 2001, 15 (2): 119-136.

[9] Brambilla F, Samek L, Company M, et al. Multivariate therapeutic approach to binge-eating disorder: combined nutritional, psychological and pharmacological treatment. Int Clin Psychopharmacol, 2009, 24

(6): 312-317.

[10] Brauhardt A, de Zwaan M, Hilbert A. The therapeutic process in psychological treatments for eating disorders: a systematic review. Int J Eat Disord, 2014, 47 (6): 565-584.

[11] Bruna T, Fogteloo J. Drug treatments//Treasure J, Schmidt U, van Furth E. The Essential Handbook of Eating Disorders. West Sussex: John Wiley & Sons Ltd, 2005: 183-195.

[12] Dahlgren CL. A systematic review of cognitive remediation therapy for anorexia nervosa - development, current state and implications for future research and clinical practice. J Eat Disord, 2014, 2 (1): 26.

[13] Fairburn CG. Cognitive Behavior Therapy and Eating Disorder. The Guilford Press, 2008.

[14] Birmingham CL, Treasure T. Medical Management of Eating Disorders, Second Edition. Cambridge University Press, 2010.

[15] Claudino AM, de Oliveira IR, Appolinario JC, et al. Double-blind, randomized, placebo-controlled trial of topiramate plus cognitivebehaviortherapy in binge-eating disorder. J Clin Psychiatry, 2007, 68: 1324-1332.

[16] Barlow DH. 心理障碍临床手册（第三版）. 刘兴华, 译. 北京: 中国轻工业出版社, 2004.

[17] Deborah RL, Brian PM, Richard GH. 认知行为疗法. 李毅飞, 译. 北京: 中国轻工业出版社, 2012.

[18] Fairburn CG, Harrison PJ. Eating disorders. Lancet, 2003, 361 (9355): 407-416.

[19] Flament MF, Bissada H, Spettigue W. Evidence-based pharmacotherapy of eating disorders. Int J Neuropsychopharmacol, 2012, 15 (2): 189-207.

[20] Garfinkel PE, Walsh BT, Drug therapies. //Garner DM, Garfinkel PE. Handbook of Treatment of Eating Disorders. 2nd ed. New York: Guilford Press, 1997: 372-380.

[21] Goldbloom D, Olmsted M, Davis R, et al. A randomized controlled trial of fluoxetine and cognitive behavioral therapy for bulimia nervosa: Short-

term outcome. Behaviour Research and Therapy, 1997, 35 (9): 803-811.

[22] Golden NH, Attia E. Psychopharmacology of eating disorders in children and adolescents. Pediatr Clin North Am, 2011, 58: 121-138.

[23] Grilo CM, Masheb RM, Salant SL. Cognitive behavioral therapy guided self-help and orlistat for the treatment of binge eating disorder: a randomized, double-blind, placebo-controlled trial. Biol Psychiatry, 2005, 57: 1193-1201.

[24] Grilo CM, Masheb RM, Wilson GT. Efficacy of cognitive behavioral therapy and fluoxetine for the treatment of binge eating disorder: a randomized double-blind placebo-controlled comparison. Biol Psychiatry, 2005, 57: 301-309.

[25] Hay P, Chinn D, Forbes D, et al. Royal Australian and New Zealand College of Psychiatrists clinical practice guidelines for the treatment of eating disorders. Australian & New Zealand Journal of Psychiatry, 2014, 48 (11): 977-1008.

[26] Hay PJ, Claudino AM. Clinical psychopharmacology of eating disorders: a research update. Int J Neuropsychopharmacol, 2012, 15 (2): 209-222.

[27] Herpertz S, Hagenah U, Vocks S, et al. The diagnosis and treatment of eating disorders. Dtsch Arztebl Int, 2011, 108 (40): 678-685.

[28] Treasure J, Schmidt U, van Furth E, et al. The Essential Handbook of Eating Disorders. West Sussex: John Wiley & Sons Ltd, 2005.

[29] Judith SB. 认知疗法：基础与应用. 翟书涛, 译. 北京：中国轻工业出版社，2001.

[30] Judith SB. Cognitive Therapy for Challenging Problems. The Guilford Press, 2005.

[31] Joel Y, Pauline SP. Clinical Manual of Eating Disorders. Washington, DC: The American Psychiatric Publishing, Inc, 2007.

[32] Kaye WH, Nagata T, Weltzin TE, et al. Double-blind placebocontrolled administration of fluoxetine in restricting- and restricting-purging- type Anorexia nervosa. Biol Psychiatry, 2001, 49: 644-652.

[33] Keith SD. Handbook of Cognitive-behavioral Therapies (3rd Edition). The Guilford Press, 2009.

[34] Leitenberg H, Rosen JC, Wolf J, et al. Comparison of cognitive-behavior therapy and desipramine in the treatment of bulimia nervosa. Behav Res Ther, 1994, 32 (1): 37-45.

[35] Levinson CA, Byrne M. The fear of food measure: a novel measure for use in exposure therapy for eating disorders. Int J Eat Disord, 2015, 48 (3): 271-283.

[36] Mitchell JE, Fletcher L, Hanson K, et al. The relative efficacy of fluoxetine and manual-based self-help in the treatment of outpatients with bulimia nervosa. J Clin Psychopharmacol, 2001, 21: 298-304.

[37] Mitchell JE, Pyle RL, Eckert ED, et al. A comparison study of antidepressants and structured intensive group psychotherapy in the treatment of bulimia nervosa. Arch Gen Psychiatry, 1990, 47: 149-157.

[38] Nakash-Eisikovits O, Dierberger A, Westen D. A multidimensional meta-analysis of pharmacotherapy for bulimia nervosa: summarizing the range of outcomes in controlled clinical trials. Harv Rev Psychiatry, 2002, 10: 193.

[39] National Collaborating Centre for Mental Health. Eating disorders: Core interventions in the treatment and management of anorexia nervosa, bulimia nervosa and related eating disorders. Leicester: The British Psychological Society, 2004.

[40] Powers PS, Bruty H. Pharmacotherapy for eating disorders and obesity. Child Adolesc Psychiatr Clin N Am, 2009, 18 (1): 175-187.

[41] Reas DL, Grilo CM. Current and emerging drug treatments for binge eating disorder. Expert Opin Emerg Drugs, 2014, 19 (1): 99-142.

[42] Dalle GR, Calugi S, El GM, et al. Inpatient cognitive behavior therapy for adolescents with anorexia nervosa: immediate and longer-term effects. Front Psychiatry, 2014, 5: 14.

[43] Ricca V, Mannucci E, Mezzani B, et al. Fluoxetine and fluvoxamine combined with individual cognitive-behavior therapy in binge eating

disorder: a one-year follow-up study. Psychother Psychosom, 2001, 70 (6): 298-306.

[44] Shapiro JR, Berkman ND, Brownley KA, et al. Bulimia nervosa treatment: a systematic review of randomized controlled trials. Int J Eat Disord, 2007, 40: 321.

[45] Thomas A, Wadden G, Terenec W, et al. Psychiatric Clinics of North America, Obesity and Associated Eating Disorders: A Guide for Mental Health Professionals. W. B Saunders Company, 2011.

[46] Treasure J, Claudino AM, Zucker N. Eating disorders. Lancet, 2010, 375 (9714): 583-593.

[47] Vancampfort D, Probst M, Adriaens A, et al. Changes in physical activity, physical fitness, self-perception and quality of life following a 6-month physical activity counseling and cognitive behavioral therapy program in outpatients with binge eating disorder. Psychiatry Res, 2014, 30: 219 (2): 361-366.

[48] Van den Heuvel LL, Jordaan GP. The psychopharmacological management of eating disorders in children and adolescents. J Child Adolesc Ment Health, 2014, 26 (2): 125-137.

[49] Walsh BT, Fairburn CG, Mickley D, et al. Treatment of bulimia nervosa in a primary care setting. Am J Psychiatry, 2004, 161 (3): 556-561.

[50] Walsh BT. Pharmacological treatment of anorexia nervosa and bulimia nervosa//Fairburn CG, Brownell KD. Eating Disorders and Obesity: A Comprehensive Handbook. 2nd ed. New York: Guilford Press, 2002: 325-329.

[51] Walsh BT, Wilson GT, Loeb KL, et al. Medication and psychotherapy in the treatment of bulimia nervosa. Am J Psychiatry, 1997, 154 (4): 523-531.

[52] Wilson GT, Pike KM. Eating disorders//Barlow DH. Clinical Handbook of Psychological Disorders: A Step-by-Step Treatment Manual. 3rd ed. New York: Guilford Press, 2001: 332-375.

[53] Whiteford HA, Degenhardt L, Rehm J, et al. Global burden of disease attributable to mental and substance use disorders: findings from the

Global Burden of Disease Study 2010. Lancet, 2013, 382 (9904): 1575-1586.

[54] Yager J, Devlin MJ, Halmi KA, et al. Practice guideline for the treatment of patients with eating disorders//American Psychiatric Association. American Psychiatric Association Practice Guidelines for the Treatment of Psychiatric Disorders: Compendium 2006. Arlington VA: American Psychiatric Publishing, Inc, 2006: 1097-1222.

[55] Zipfel S, Wild B, Gross G, et al. Focal psychodynamic therapy, cognitive behavior therapy, and optimised treatment as usual in outpatients with anorexia nervosa (ANTOP study): randomised controlled trial. Lancet, 2014, 383 (9912): 127-137.

[56] Hales RE. 精神病学教科书. 张明园, 主译. 北京: 人民卫生出版社, 2010.

[57] 陈珏. 进食障碍. 北京: 人民卫生出版社, 2013.

[58] 郝伟, 于欣. 精神病学. 7版. 北京: 人民卫生出版社, 2013.

[59] 张大荣. 进食障碍咨询与治疗. 北京: 北京大学医学出版社, 2011.

[60] 李占江. 临床心理学. 北京: 人民卫生出版社, 2014.

学习培训及学分申请办法

一、《国家级继续医学教育项目教材》经国家卫生和计划生育委员会（现更名为国家卫生健康委员会）科教司、全国继续医学教育委员会批准，由全国继续医学教育委员会、中华医学会联合主办，中华医学电子音像出版社编辑出版，面向全国医学领域不同学科、不同专业的临床医生，专门用于继续医学教育培训。

二、学员学习教材后，在规定时间（自出版日期起1年）内可向本教材编委会申请继续医学教育Ⅱ类学分证书，具体办法如下：

方法一：PC激活

1. 访问"中华医学教育在线"网站 cmeonline.cma-cmc.com.cn，注册、登录。
2. 点击首页右侧"图书答题"按钮，或个人中心"线下图书"按钮。
3. 刮开本书封底防伪标涂层，输入序号激活图书。
4. 在个人中心"我的课程"栏目下，找到本书，按步骤进行考核，成绩必须合格才能申请证书。
5. 在"我的课程"-"已经完成"，或"申请证书"栏目下，申请证书。

方法二：手机激活

1. 微信扫描二维码 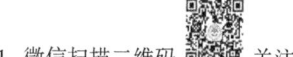 关注"中华医学教育在线"官方微信并注册。
2. 点开个人中心"图书激活"，刮开本书封底防伪标涂层，输入序号激活图书。
3. 在个人中心"我的课程"栏目下，找到本书，按步骤进行考核，成绩必须合格才能申请证书。
4. 登录PC端网站，在"我的课程"-"已经完成"，或"申请证书"栏目下，申请证书。

三、证书查询

在PC端首页右上方帮助中心"查询证书"中输入姓名和课程名称进行查询。

《国家级继续医学教育项目教材》编委会